Mit Meditation heilen
Anne Gierse

Anne Gierse

Mit Meditation heilen

- Körper – Geist – Seele -

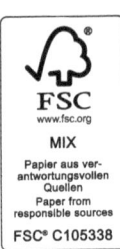

*Bibliografische Information der Deutschen Nationalbibliothek:
Die Deutsche Nationalbibliothek verzeichnet diese Publikation in
der Deutschen Nationalbibliografie; detaillierte bibliografische Daten
sind im Internet über http://dnb.dnb.de abrufbar.*

© 2016 Anne Gierse, Meschede
Illustration: **Anne Gierse**

*Umschlaggestaltung, Herstellung und Verlag:
BoD – Books on Demand, Norderstedt*

ISBN: 978-3-7412-5963-0

- Vorwort

Was kann Meditation bedeuten?	**Was kann zu Meditation hinführen?**
abschalten	die Augen schließen
zur Ruhe kommen	Lärmquellen ausschalten
von schweren Gedanken frei werden	ein Bild – eine Blume – auf mich wirken lassen
unterwegs sein zu sich selbst	Meditationsmusik anhören
sich öffnen für das Wesentliche	Hände auf mein Sonnengeflecht legen
meinen Weg finden	mich wohlfühlen mit mir

Alle Kulturen und Religionen kennen Wege, zur Ruhe zu kommen, sich dem „Medium" der Mitte zu nähern. Je hektischer der Alltag und je komplizierter mein Leben ist, umso wichtiger ist es, den eigenen Weg zur Besinnung zu finden.

Unter Meditation versteht man körperliche und geistige Übungen, die dem Menschen in seinem Gesamtzustand die Möglichkeit zu wesentlichem Erkennen geben soll.

- Die Mitte finden -

Meine Erfahrungen mit der Meditation habe ich als Therapeutin über viele Jahre in einer onkologischen Klinik gemacht. Menschen in der Krankheit oder in unüberwindlichen Lebenslagen nehmen sich die Zeit, sich mit ihrem Leben auseinander zu setzen. So weiten und befreien sie sich mit Meditation – gerade da – wo das Leben eingeengt ist, wo der Mut zu sinken droht. Ein Mensch, der nicht mehr träumt, vom Leben nichts mehr erwartet, der hat begonnen, sich in ein Loch einzugraben. Wer keine Hoffnung mehr hat, beispielsweise aus einer Lebenskrise herauszukommen, aus einer Enge herauszufinden, der ist lebendig tot. Ich habe erfahren, wie viele Menschen so leben, so hoffnungslos, sie sehen alles dunkel und leer.

Dabei sind Hoffnungen und Träume die Voraussetzung, um an Leib und Seele gesund werden zu können. Hoffen und Träumen erhalten die Lebenskraft, manchmal gegen jede Vernunft und jede Anhaltspunkte. Hoffende Menschen träumen ihr Leben, ihre Zukunft kreativ und visionär.

Einige Jahre nach meiner Zeit als Therapeutin bestätigen mich die Patienten: „Meditation und Ausdruck meiner Gefühle geben Halt, machen Mut und heilen Körper, Geist und Seele für ein Leben lang!"

Eine chinesische Geschichte

(aus Horizonte, Hildesheim 1981, S. 110)

Ein in der Meditation geübter Mann wurde gefragt, warum er immer so gesammelt sei. Daraufhin sagte er ihnen: „Wenn ich sitze, sitze ich. Wenn ist stehe, stehe ich. Wenn ich laufe, laufe ich." Da sagten sie zu ihm: „Das tun wir auch!" Er entgegnete aber: „Wenn ihr sitzt, dann steht ihr schon. Wenn ihr steht, dann lauft ihr schon und wenn ihr lauft, dann seid ihr schon am Ziel!"

Welche Stunde ist die wichtigste in diesem Leben?
                         Die jetzige!
Welcher Tag ist der wichtigste in diesem Leben?
                         Der, mit dem Du gerade
                         beschäftigt bist!
Wer ist der wichtigste Mensch in diesem Leben?
                         Der, mit dem Du gerade
                         befasst bist!

                                       Meister Eckehart,
                                       Mönch,
                                       Sinn- und Gottsucher,
                                       1260 - 1327

Meditation
- Körper, Geist und Seele –
„Sterne in mir"
Ausdruck als Aquarell
Begleitende Meditationsmusik

Ich setze mich bequem auf den Stuhl, erde meine Füße, spüre nach, wie fest die Mutter Erde mich hält, wie mich der Stuhl trägt und die Stuhllehne stützt. Ich kann nicht fallen. Ich atme durch meinen ganzen Körper, fühle, wenn ich mit der Atmung in der Bauchgegend bin, wie die Bauchdecke sich hebt und senkt, hebt und senkt ...!

Ich lasse nach und nach alles von mir abfallen, was mich bis jetzt beschäftigt hat. Ich bin ganz bei mir, spüre mich, lege meine Hände auf mein Sonnengeflecht und atme intensiv ein und langsam alles aus, was mit belastet. Ich möchte mir Zeit nehmen, mein Inneres zu spüren.
Ich stelle mir jetzt vor, ich liege auf einer Wiese und schaue in den Abendhimmel, der Mond und viele, viele Sterne; kleine, große, ganz hellglänzende und dunklere Sterne. Sterne, die sich zu Gebilden und Figuren zusammengefunden haben. Ich schaue, atme und lasse die Sterne und ihre Kraft auf mich wirken. Ich spüre, atme und lausche der Musik.

Ich atme aus meiner Mitte heraus. Spüre ich mein Inneres, meinen Stern, meine Mitte, meine Wärme, mein Licht? Ich atme in meinem Rhythmus und lasse mir Zeit, atme ein und langsam aus.

Spüre ich mein Inneres, meinen Stern nicht, spüre ich alles nur oberflächlich oder äußerlich?
Spüre ich einen kleinen Stern in mir, auf den ich achten muss, damit er wächst und nicht erlischt? Atmen und Spüren!

Mir wird bewusst, wenn ich mir Zeit gebe und mich beatme, spüre ich vielleicht was mein Stern für mich bedeutet: Fühle ich Geborgenheit, Religiosität, Gott? Ist das mein Stern, der mich begleitet? Wer oder was ist mein Stern. Ich gehe weiter dem Atem nach, spüre den Atem durch meinen Körper fließen …. Ich atme und spüre …. Mir ist bewusst, wie gut es tut, mir Zeit zu lassen und nachzufühlen, mir klar zu werden, ich kenne meinen Stern. Es liegt an mir, ihn zu spüren und ihn zu vergrößern.
Ich nehme mir vor, heute, morgen, jeden Tag in mich hinein zu fühlen, damit ich die Kraft in meiner Mitte, meinen Stern spüre.
Ich verweile noch ein wenig bei mir und lasse mir Zeit, meinen Atem zu spüren; dann male ich meinen Stern.

Einstimmung zur Medikation „Mandala"

Suchen Sie einen heilenden Weg zu ihrer Mitte? Versetzen Sie sich in die sammelnde Kraft des Kreises. Bestimmen und spüren Sie, ob Sie innen oder außen anfangen möchten. Sie können Bunt-, Filzstifte, Wachsmalkreiden oder andere Farben nehmen. Wichtig ist der Weg dorthin und nicht das fertige Bild.

Empfinden beim Malen ist wichtig.

Meditation
Freude und Bewegung in mir wahrnehmen
Mandala malen
Begleitung: Meditationsmusik

-Leeres Blatt mit einem großen Kreis auf den Tisch legen mit Farben-

Ich lege meine Hände auf die Stirnhöcker, von der Mitte der Stirn ausgehend, pulsieren spüren.

Ich stelle mir vor, eine leichte Brise kühlt meine Stirn, die Atmung wird intensiver. Ich spüre den kalten Atem an meinen Nasenflügeln beim Einatmen und den warmen Atem beim Ausatmen.

Ich stelle mir Stresssituationen vor, Situationen, mit denen ich nicht fertig werde. Ich spüre eine leichte Brise, die meinen Stress wegbläst und meine Atmung dadurch intensiver, freier wird. Ich bin mir nahe! Ich atme allen Stress und alle Verspannungen aus. Zeit lassen zum Atmen und zum Spüren ...
Hände von der Stirn lösen und auf den Brustkorb legen. Ich versuche, noch näher bei mir zu sein, bei meinem Körper mit seinen Wünschen und seinen Träumen. Zeit lassen zum Einatmen und Ausatmen. Langsam löse ich die Hände und lege sie locker auf die Innenseite der Oberschenkel und nehme die Ruhe in mir wahr, atme ein und atme aus. Ich spüre mit meiner Atmung nach, ob mein Körper sich vom Stress, von Situationen, mit denen ich nicht gut fertig werde, befreit, sich von Verspannungen gelöst hat. Ich möchte offen sein für meine Wünsche, meine Träume, mein Leben mit Freude. Ich atme ganz intensiv ein und atme langsam alles aus, was mich belastet. Ich bin ganz bei mir, gebe mich diesem Moment hin und frage mich und meinen Körper: „Was macht mir Freude?" Ich lausche der Musik und gehe meinen Gedanken und Gefühlen nach ...

Was macht mir Freude. Gehört Freude zu mir, zu meinem Leben?

Am Morgen: Sehe und verinnerliche ich bewusst das Licht des angehenden Tages? Höre ich das Zwitschern der Vögel und lausche dem Gesang?

Sehe ich die ersten Sonnenstrahlen wie eine Leiter zu meinen Wünschen und Träumen?

Empfinde ich Freude mit meiner Familie, mit meinen Freunden?

Empfinde ich Freude an meiner Arbeit oder bei meinen Hobbys?

Oder bedeutet Freude für mich keine Schmerzen, gute Ergebnisse meines Arztes?

Ich spüre, ich will Freude für mein Leben entdecken, mir bewusst machen und empfinden. Ich fühle nach und lasse mir Zeit zum Atmen ….

Sehnst du dich nach Freude?

Hier wartet das Mandala der Freude auf dich und will sichtbar werden. Lass dich anregen von den leuchtenden Farben und lass deiner Phantasie freien Lauf. Alle Farben kannst du pur nehmen oder mischen. Warte geduldig, bis dir der Anfang bewusst ist. Dann lasse den Pinsel oder die Kreide langsam die Formgebilde finden, die dir im gegenwärtigen Moment gut tun. Das ist für dich vielleicht abenteuerlich, jedoch machen Überraschungen das Leben spannend.

Male und fühle…….

Farb - Meditation

Mich kennenlernen mit Farben
Begleitende Meditationsmusik
(Aquarellblatt auf den Tisch legen, Farben, Pinsel usw. – nach der Meditation Aquarellblatt ein wenig anfeuchten)

Ich setze mich bequem auf den Stuhl, erde die Füße, spüre die Kraft aus der Mutter Erde und atme ganz bewusst ein und alles aus, was mich belastet. Ich spüre den Atem, wie er meine Bauchdecke hebt und senkt, hebt und senkt; wie der Atem in den Brustkorb zieht, in den Kopf hinein und mit dem Ausatmen gebe ich alles ab, was nicht mehr zu mir gehören soll. Ich fühle, ich bin bei mir angekommen.

Ich schließe die Augen und male mit der rechten Hand eine liegende Acht in die Luft, bewege mich mit und lockere meinen Körper. Ich mache meinen Körper offen und beweglich. Ich gehe auch in die andere Richtung; dieses genieße ich einige Male. Ich fühle und komme immer mehr zu mir. Zeit lassen, der Musik lauschen.

Ich lege jetzt die Hände um mich und spüre in meinen Körper. Zeit lassen, Musik lauschen. Nun löse ich die Hände und lege sie auf mein Sonnengeflecht und öffne meine Augen.

Ich nehme mir jetzt die Zeit, die Farben in meinem Inneren aufzunehmen, um zu spüren, was machen die Farben mit mir.

Da ist die Farbe **ROT**:

Ich nehme mit der Atmung die Farbe Rot tief in mich auf, spüre nach, atme, für mich wohltuend durch alle Teile meines Körpers und mit dem Ausatmen entlaste ich mich.

Rot = Erröten, seelische Erregung

Rot = Blut

Rot = Leben, Lebenskunst, Vitalität, mit beiden Beinen auf der Erde stehen, Kraft, Gottesliebe.

Ich atme ganz bewusst, fülle mich, fühle und atme alles aus, was mich stört.

Da ist die Farbe **ORANGE**:

Ich atme diese Farbe tief in mich hinein, lasse sie auf mich wirken und mit dem Ausatmen gebe ich alles ab, was nicht zu mir gehört. Orange, gespeist aus Rot und Gelb, eine Farbe, die gut tun kann, Lebensenergie gibt. In der Farbe Orange vereinigen sich Sonnen- und Lebenskraft für mich. Ich lasse mir Zeit zum Atmen und lausche der Musik.

Da ist die Farbe **GELB**:
Was löst gelb in mir aus? Ich atme mir Ruhe ein und alle Unruhe aus. Gelb kann strahlen, Gelb kann Blockaden lösen, schwerelos empfinden. Die Farbe Gelb will mich ermutigen, meine innere Vereinsamung zu überwinden; Gelb bewirkt Lösung und Veränderung, also Freiheit, Selbstentfaltung für mich. Zeit lassen, atmen und nachspüren.

Da ist die Farbe **GRÜN**:
Ich atme diese Farbe tief in mich hinein und atme ganz langsam aus.
GRÜN = Werden, Wachsen, Reifen, Genießen, Abgeben.
Grün steht für sinnliche Erfahrung des Menschen, Grün bewirkt Festigkeit und Beharrlichkeit. Ich achte mich selbst!
Einatmen – Spüren – Ausatmen.

Da ist die Farbe **HELLBLAU**:
Ich atme bewusst in diese Farbe hinein und lasse mir Zeit zum Ausatmen.
Hellblau, Gefühle in meiner Mitte, aber auch Kälte und Distanz? Hellblau steht als Symbol für Treue und das Unbewusste in mir. Atmen, fühlen und Zeit lassen.

Da ist die Farbe **DUNKELBLAU**:
Ich atme tief in diese Farbe ein und langsam alles Verbrauchte heraus. Dunkelblau symbolisiert die Nacht, die uns den erholsamen Schlaf schenkt, d.h. die wichtigste Grundlage (neben grün) für meine körperliche und seelische Erholung. Dunkelblau ist kühlend, besänftigend.
Einatmen, fühlen, spüren und ausatmen.

Da ist die Farbe **VIOLETT**:
Ich atme tief in diese Farbe ein und befreie mich mit dem Ausatmen, Violett, gespeist aus Rot und Blau, Glauben an ein Weiterleben nach dem Tod, nie Verlorengehen. Enthalten die Farben von Rot und Blau den symbolischen Gehalt von Himmel und Erde, wird folglich das Violett zum Mittler zwischen Himmel und meinem Leben hier auf der Erde. Violett ist die am stärksten reinigende Farbe auf geistiger Ebene. Violett schafft Ausgleich.
Einatmen, wirken lassen und ausatmen.

Ich lasse die Farben vor meinem Inneren ablaufen, lasse mir Zeit zum Bewusstwerden und Atmen – Musik.

Wenn mir Farben besonders bewusst geworden sind, dann bewahre ich sie in meinem Inneren. Fließen diese Farben getrennte Wege, fließen sie ineinander, kann ich diese Berührung der Farben zulassen? Erlebe ich Neues? Beruhigen mich einige Farben, machen mich Farben nervös, kalt oder warm? Welche Farben machen mich still und nachdenklich oder regen mich geistig an? Welche Farben führen mich in meine Mitte?

Ich befeuchte mit dem Pinsel ein wenig das vor mir liegende Blatt und lasse die Farben fließen, die mir gut tun und zu meinem Leben gehören.

Gedicht von Ulrich Schaffer

Du meinst dich zu kennen,
deine Haltungen und Träume.
Du warst bei dir zu Hause
Und fühltest dich wohl.

Jetzt bricht etwas Neues in dir auf.
Du bist überrascht und verunsichert.
Dein Horizont wird weiter.
Ahnungen suchen dich heim.
Du kannst dich nicht mehr
an der Person festhalten,
die du einmal warst.

Weil du unterwegs bist,
gehört auch eine Veränderung
zu dir. Auch sie ist einmalig.
Du bist auch was du wirst

Lasse diesen Text wirken!
Spüre, was an Wünschen und Träumen in Dir steckt. Es geht darum, den ersten Schritt zu wagen.

Meditation
„Ich spüre mich, spüre mein Leben,
spüre mein Wachsen"
-Blume in mir-
Ausdruck: Aquarell (begleitende Meditationsmusik)

Ich nehme mir etwas Creme in die Hände, schließe die Augen. Während meine Hände mit der Creme meine Arme streicheln, komme ich mehr und mehr bei mir an.

Danach stelle ich meine Füße fest auf den Boden, spüre wie der Stuhl mit stützt und trägt, lege meine Hände auf mein Sonnengeflecht, lasse die Augen geschlossen und komme hier im Raum an, vergesse alles, was mich bisher beschäftigt hat und nehme mir Zeit, Zeit für mich, für meine Gefühle, für meine Wünsche und meine Träume. Ich lasse meinen Atem durch alle Teile meines Körpers fließen, spüre nach, wie mein Körper sich mit dem bewussten Atem weitet, bewegt und beruhigt. Ich atme ein und langsam alles aus, was mich belastet.

Ich spüre meinen Rücken, mein Becken und die Fläche meiner Arme und meiner Beine.

Ich spüre die Schwere und Stofflichkeit meines Körpers in einem angenehmen Zustand der Entspannung, komme meiner Seele näher.

Ich versuche jetzt meine Vorstellungskraft zu entdecken, mache mir bewusst, dass ich sie besitze und sie jeden Tag benutzen kann. Ich kann alles, ich spüre es. Ich bleibe bei mir und lausche der Musik .....

Meine Augen sind geöffnet, ganz entspannt und begeben sich auf einen Spaziergang in eine Landschaft die ich liebe, wo ich mich wohlfühle. Ich befinde mich auf einer Blumenwiese. Atme den Duft der Blumen ein, gebe dieses Wohlgefühl an meinem Körper weiter und spüre. Es blühen Blumen in vielen Farben und allen Größen.

Ich lege mich auf meine Wiese, fühle den weichen Boden, der mich trägt – die Mutter Erde trägt mich – und entspanne immer mehr. – Keine Verspannungen, keine Sorgen - ! Meine Augen laben sich an den Farben der Blumen, meine Nase atmet weiter den unendlich vielfältigen Duft ein und mein Körper nimmt die Wärme der Sonnenstrahlen auf. Ich fühle mich ganz bei mir und fühle mich wohl. Ich nehme jetzt auch das Summen der Bienen und das Singen der Vögel wahr. Atme ein und langsam aus

Ich stelle mir jetzt vor, welche von all den Blumen meine Blume ist, die Blume, die ich in mir spüre, die in meiner Phantasie wächst. Ich lasse mir Zeit zum Spüren, zum Bewusstwerden und lausche der Musik ……..

Langsam stehe ich auf und pflücke meine Blume; meine Blume als Erinnerung an diesen Spaziergang und an mein Leben. Soll es eine Knospe, eine voll entfaltete Blüte sein? Welche Farbe soll sie haben, meine Blume? Ich lasse meinen Atem sanft fließen. Ich habe meine Blume entdeckt, gespürt, gepflückt und halte sie fest in meinen Händen. Vielleicht empfinde ich mit dem Entdecken und Finden meiner Blume eine immer stärker werdende Kraft in mir. Ich fühle mich, mein Leben, mein Wachsen und Werden. Ich vertraue mir.

Dieses Gefühl bewahre ich mir, auch wenn ich nach einer Weile wieder beginne, mich aus meinen Bildern herauszunehmen um meine Blume zu malen. Ich atme und mache mir bewusst.

Meditation
„Entdecke dein Leben und lebe es"
Ausdruck: Aquarell – Tulpe
- Begleitend Meditationsmusik -

Ich setze mich ganz bequem hin, gehe mit meiner Atmung durch meinen Körper und sage mir die Worte: „Alles was in mir verborgen liegt, soll sich entfalten!" Ich spüre, wenn ich über mich hinauswachse, lebe ich erst eigentlich. Mein Atem fließt ganz bewusst durch alle Teile meines Körpers; ich atme und spüre.
Ich bewege und fühle meine Füße, die fest auf dem Boden stehen. Ich fühle, wie ich mit meiner Atmung wachse, mich befreie von aller Enge, von meinen Sorgen, Verkrampfungen, Ängsten. Ich fühle, wie tief ich mit der Erde verwurzelt bin und wie viel Kraft ich – meine Zwiebel - aus der Erde in mich aufnehme. Ich lege jetzt meine Hände auf mein Wurzelchakra und spüre nach. Ich kann mich halten und ich werde gehalten. Ich falle nicht um. Ich lasse den Atem ganz bewusst fließen, atme ein und atme alles aus, was mich belastet und lausche der Musik.

Mir wird bewusst, wenn ich mir Zeit für meine Atmung nehme, wie viel Kraft ich aus dem Universum bekomme.

Ich weiß, Wachstum und Veränderung bedeutet mein ganzes Wesen. Ich möchte offen sein für die Strahlen der Sonne, für den Wind und für den Regen. Ich möchte mein Leben entdecken, es leben und genießen. Ich mache mich auf die Suche in mein Inneres. Ich atme, fühle und lausche der Musik. ….

Ich spüre vielleicht, mit meiner Atmung wächst mein Vertrauen in mich, in mein Leben. Langsam schwindet meine Angst und meine Wünsche werden mir bewusster. Leben bedeutet nicht zuerst sein, sondern werden, wachsen und reifen. Mir wird bewusst, in mir steckt noch viel mehr. Ich muss lernen, was mich heute noch belastet, kann morgen für mich Glück bedeuten. Ich will loslassen, wagen und entdecken.

Ich spüre, dass Widerstände und Hindernisse mich fordern. Sie helfen mir aber, dass meine Fähigkeiten, meine Lebensenergien auf ganz besondere Weise reifen und wachsen. Ich löse meine Hände von meinem Wurzelchakra und streichle meinen Körper. Ich atme, spüre und entdecke. Lausche intensiv der Musik.

Ich benötige Zeit für mich, für meine Träume und meine Wünsche. Ich möchte meine Wurzeln spüren, wie meine Zwiebel sich füllt, entfaltet und den Mut hat, sich aus der Erde ans Licht zu befreien. Ich bleibe bei mir mit meiner Atmung. Beim Einatmen nehme ich neue Energien in mich auf und beim Ausatmen gebe ich alles Verbrauchte ab. Ich tausche aus und spüre Leben.

Meinen Wunsch, mich jeden Tag zu spüren, verinnerliche ich.

Nun öffne ich die Augen und male auf das vor mir liegende Aquarellpapier meine Verwurzelung, meine Zwiebel und das gespürte Wachsen und Entfalten meiner Tulpe.

Meditation
„Gefühle zulassen und erleben"
Ausdruck als Aquarell
- Aquarellblatt und –farben bereitlegen –
Begleitende Meditationsmusik

Ich komme hier im Raum an und setze mich bequem auf meinen Stuhl, vergesse alles was mich bisher beschäftigt hat, erde meine Füße, lasse den Atem durch meinen Körper gehen und stelle mir vor, dass mein rechter Fuß schwer wird. Zeit lassen zum Spüren ….. Mein linker Fuß wird schwer. Ich fühle mich geerdet und atme ein und aus. Die Augen sind jetzt geschlossen und ich fühle mich entspannt. Ich fühle mich so entspannt, dass ich spüre, wie mein rechter Arm ganz schwer wird; ganz schwer und entspannt. Meine Entspannung geht auf die linke Seite und mein linker Arm wird schwer, ganz schwer.

Ich entspanne mehr und mehr, atme tief ein und gebe mit dem Ausatmen alles Verbrauchte ab. Ich lege nun meine Hände auf meinen Brustkorb und fühle den Schlag meines Herzens. Atme wohltuend in meinen Brustkorb ein und gebe alles, was mich belastet ab. Ich fühle, wie sich mein Brustkorb weitet, meine Atmung ruhiger und intensiver wird. Atmen und fühlen und alle Anspannung abgeben. Ich fühle mich entspannt und meine Atmung geht ganz leicht durch alle Teile meines Körpers. Ich lausche der Musik.

Die Hände bleiben auf meinem Brustkorb liegen und ich bin ganz bei meinem Herzen, dem Sitz der Liebe, der Gefühle. Vielleicht fühle ich eine Farbe, die ich tief in mein Herzchakra einatme und alles ausatme was mein Herz, mein Leben belastet. Fühle ich mich im Einklang mit mir, mit meinen Gefühlen? Ich fühle, ich bin nicht allein. Es gibt Menschen in meinem Leben, die mir wichtig sind. Mit diesem Gefühl entspannt sich mein Körper, mein Herzschlag wird gleichmäßig und ruhig. Ich bin ganz in meiner Mitte. Mein Gesicht entspannt sich, meine Lippen liegen leicht und weich aufeinander. Vielleicht fühle ich ein Lächeln der Gefühle in meinem Gesicht? Ich löse die Hände, lege sie bequem neben mich und genieße diesen Moment und lausche der Musik.

Sehe ich jetzt den oder die Menschen vor mir, die mir ihre Liebe, ihre Gefühle schenken, mich - mein Leben – tragen? Ich bin nicht allein. Ich sage mir diesen Satz einige Male und lege ihn tief in mir ab, damit ich mich immer erinnere, wenn ich überwältigt werde von schlechten Nachrichten, von Verzweiflung. Ich spüre, mein Körper nimmt diese Gefühle dankbar an. Ich atme ein, genieße und atme aus. Ich lausche der Musik und lasse meinen

Gefühlen Zeit, sich durch meinen ganzen Körper auszubreiten, meinen Körper zu streicheln.

Ich atme noch einmal ganz bewusst ein, langsam aus, öffne die Augen und male in meinen Farben das Gefühlte auf das Aquarellblatt.

Meditation
Mich von den Wellen des Lebens tragen lassen
- Meine Mitte finden – Mandala
Begleitende Meditationsmusik

Vor mich lege ich ein Blatt und male einen großen Kreis darauf. Ich setze oder lege mich bequem hin, gehe mit meinem Atem durch meinen ganzen Körper und beatme und befreie ihn. Ich schließe meine Augen. Ich spüre die Schwingungen und die Bewegungen, die durch die Atmung meinen Körper durchfluten. Mein Brustkorb hebt und senkt sich und ich spüre den kalten Atem beim Einatmen an meinen Nasenflügeln und den warmen Atem beim Ausatmen.

Ich atme ein und befreie mich beim Ausatmen von allen Belastungen und schweren Gedanken, Nun stelle ich mir vor, am weiten Meer zu stehen und schaue den Wellen zu. Ich höre das Rauschen des Wassers und spüre, wie die Wellen meine Füße umspülen. Ich spüre die Verbundenheit mit der Erde, fühle mich getragen, atme die Ruhe tief ein. Durch die Weite des Meeres und die immer wiederkehrende Bewegung des Wassers komme ich ganz in meiner Mitte an. Das Meer erschließt sich mir in fließenden Farben, ein Bild, das meiner Seele guttut. Die Farben blau, grünlich, rötlich oder violett, mal heller, mal dunkler. Es tut mir gut zu spüren, wie die Farben ohne Abgrenzung ineinander übergehen. Ich schaue und lasse den Atem fließen. Ich atme die reine Luft ein und alles Verbrauchte heraus. Nun gehe ich etwas weiter in die Wellen hinein und spüre den weichen Sand, der meine Füße massiert. Ich fühle, Wasser gehört zu meinem Leben – angefangen als Embryo im Mutterleib – Wasser ist auch ein Spiegel für mich. Ich schaue hinein, meine Seele wird angesprochen und mein Körper bewegt sich mit den Schwingungen des Wassers. Ich lege die Hände auf meinen Bauch, spüre die Bewegungen und lausche der Musik.

Ich lasse die Farben des Wassers noch einmal vor meinen Augen fließen und stelle mir die Bewegungen wie eine Wellenspirale vor. Möchte ich sie von innen her beginnen oder von außen. Wenn mir all dieses bewusst ist, atme ich noch einmal ganz bewusst ein und mit dem Ausatmen gebe ich alle Belastungen ab, komme im Raum wieder an und male mit Farben meine Wellenspirale, das gerade Gefühlte.

Meditation
Licht für meinen Körper
- Farben in meine Organe einatmen – mich beleben

Ich lege oder setze mich ganz bequem hin, lasse den Atem ruhig fließen und atme alle Unruhe aus. Ich schließe die Augen lege die Hände auf meinen Brustkorb und fühle, wie sich mein Brustkorb ganz ruhig hebt und senkt. Mein Herzschlag wird ruhiger. Meine Hände lege ich auf meinen Bauch und genieße die sanften Bewegungen. Ich stelle mir ein Licht in meinem Inneren vor mit den Farben für meine Organe, die mich reinigen, befreien und Verspannungen lösen.

Ich denke an die Farbe Weiß, atme diese Farbe tief in meine Lunge ein und reinige meine Lunge mit dem Ausatmen. Diese Übung mache ich 4 x, atme weißes Licht ein und führe den Atem in meine Lunge und reinige mich mit dem Ausatmen. Zeit lassen und den Körper spüren. Musik hören.

Ich denke an meine Nieren, rechts und links der Wirbelsäule und atme ein tief blaues Licht in meine Nieren ein, ein tief blaues Licht einatmen, in die Nieren führen und alles Trübe und Getrübte ausatmen, sich reinigen lassen. Diese Übung mache ich 4 x, atme tief blaues Licht in meine Nieren ein und alles Verbrauchte aus. Atmen – ausatmen, Zeit lassen, den Körper spüren.

Meine Gedanken gehen zu meinem Herzen. Ich durchflute mit meinem Atem mein Herz mit rotem Licht und gebe alles Schwere mit dem Ausatmen ab. Diese Übung mache ich 4 x, atme rotes Licht in mein Herz und gebe mit dem Ausatmen alles Schwere aus meinem Leben ab. Zeit lassen, den Körper spüren.

Alle Farben, alles Licht, das weiße, das tief blaue und das rote, lasse ich in meinen Körper hinein, spüre es und gebe alles Schwere meiner Gedanken ab und fülle mich mit neuen Energien. Dabei lege ich meine Hände um meinen Körper und streichele ihn, lausche der Musik und fühle mich entspannt und ganz bei mir.

Meditation – Sonnenkreis
„Mein Leben in meine Hände nehmen"
Ausdruck als Aquarell
- Aquarellblatt und –farben bereitlegen -
- Begleitende Meditationsmusik -

Ich setze mich bequem auf den Stuhl, erde meine Füße, spüre nach, wie fest meine Füße auf dem Boden stehen, wie fest der Stuhl mich trägt und die Lehne mich hält. Ich falle nicht um. Ich schließe meine Augen und gehe meinem Atem nach in seinem Kommen und Gehen. Ich lege meine Hände auf meinen Bauch, atme tief ein und spüre das Heben und das Senken meiner Bauchdecke. Atmen und Spüren!

Nun lege ich die Hände auf meinen Brustkorb, atme tief ein und spüre, wie mein Brustkorb sich weitet und meine Atmung intensiver wird. Ich atme durch meinen Hals, nehme mit der Atmung alles mit heraus, was sich festgesetzt hat und atme es laut hörbar heraus. Ich atme weiter in meinen Kopf, fühle wie meine Augen sich entspannen und meine Gedanken ruhiger werden. Ich atme in meinem Rhythmus mir Ruhe ein und atme alle Unruhe aus. Meine Gedanken werden ruhiger. Ich komme bei mir und hier im Raum an und lausche der Musik.

Mir ist bewusst geworden, mit meiner Atmung spüre ich mein Leben. Mein Leben möchte ich in meine Hände nehmen, mit Lebensqualität und Freude füllen. Meine Wünsche und Träume möchte ich leben. Ich möchte nicht nur funktionieren, sondern mein Leben in den Mittelpunkt stellen. Diese Gedanken lege ich tief in mich ab, damit sie mir nicht verlorengehen und ich mich immer daran erinnere, wenn ich sie benötige. Mein Atem fließt. Ich fühle mich gestreichelt und genieße. Die Hände lege ich bequem ab. Vor meinem inneren Auge lasse ich die Jahreszeiten – mein Leben - dahinziehen.

Der Frühling – meine Kindheit – mit seinen warmen Strahlen, mit den Knospen, die wohlbehütet, durch Hülsen geschützt werden, das zarte Grün, das sprießende Gras, die Blumen, die zaghaft kommen und die Bäche, die fröhlich und klar plätschern. Die Vögel, die ihre Lieder erschallen lassen und anfangen ihre Nester zu bauen. Alles ist im Werden. Ich genieße, wachse und werde. Ich atme ein und atme aus.

Der Sommer – meine Jugend – alles wird reifer und selbständiger, die Sonnenstrahlen werden intensiver, sodass wir uns schützen müssen. Die Knospen entfalten sich, das Gras ist üppig gewachsen, die Blumen haben sich entfaltet, sind wunderschön anzusehen und duften. Der Bach glänzt in der Sonne und lädt zum Bade ein. Die Vögel paaren sich und trillern ihren schönsten Gesang. Alles hat sich entwickelt, alles ist Leben, mein Leben. Ich atme, fülle mich beim Einatmen mit neuem Leben und Bewusstsein und atme alles Verbrauchte aus.

Der Herbst – mein Erwachsensein – meine Selbständigkeit. Die Sonne strahlt noch intensiver, jedoch gibt es schon Stürme und Regen. Alles fühlt sich erquickt. Die Frucht ist gereift und geerntet, die Blumen abgepflückt. Der Bach fließt ruhig und bereitet sich auf den Winter vor. Die jungen Vögel sind ausgeflogen. Alles ist gereift und jeder kann es genießen, sich das Leben bewusst zu machen, Freude einatmen und alle Angst ausatmen. Ich glaube an mein Leben und vertraue mir.

Der Winter – Rückschau auf alles Erlebte – auf mein Leben, die gelebten Gefühle, auf Sonne, Wind und Regen. Die Natur schützt sich durch eine Schneeschicht, ich ziehe mich warm an. Die Vögel fliegen in warme Zonen. Alles hat seine Ruhezeit. Ich lege meinen Kopf in meine Hände und spüre, mein Leben liegt in meinen Händen. Mit dem Einatmen mache ich mir noch bewusster, vor dem Gehen kommt das Leben. Ich atme alles Trübe aus und löse meine Hände. Ich male jetzt einen Zweig auf mein Blatt. Hänge ich fest an meinem Zweig und genieße ich mein Leben? Ich fühle und verinnerliche.

Meditation
„Werde, der du wirklich bist"
Sich fühlen – dem Leben öffnen
Ausdruck als Aquarell – Mohnblume
Aquarellblatt und –farben bereitlegen
- Begleitende Meditationsmusik -

Lese erst diese Geschichte:

Das Geheimnis der Mohnblume:
„Im Garten eines königlichen Palastes blühte eine kleine freundliche Mohnblume. Winzige Tautröpfchen benetzten sie behutsam und sammelten das Leben in kugelrunden unendlichen Bildern. Die feuerrote Blüte war gelassen dem Sonnenlicht zugewandt und strahlte voller Lebensfreude.
Der alte König hatte die Mohnstaude in den Schlossgarten eingepflanzt. Sie war die einzige Blume ihrer Art unter vielen fürstlichen Gewächsen. Kein Mensch am königlichen Hof verstand daher, warum der König sich gerade dieser einfachen Blume so zuwandte und warum er gerade sie so pflegte und bestaunte. Eines Tages machte der Sohn des Königs einen Spaziergang durch den Palastgarten und wurde auf die Mohnblume aufmerksam. Er war gar nicht nach der Art seines freundlich geduldigen

Vaters geraten, sondern herrschsüchtig, und jedermann im Lande fürchtete sich vor ihm, vor seinen Launen und vor seinem Zorn. „Was soll dieses Unkraut in meinem majestätischen Garten?" rief er wutschnaubend aus. Der alte König sagte: „Was stört dich denn an diesem bescheidenen Mohn?" Der junge König musste kurze Zeit nachdenken. „'Verglichen mit dem lebendigen Leuchten dieser Blume erscheinen mir meine goldene Krone und mein Zepter sonderbar stumpf und tot. Die Zeichen meiner Macht verblassen vor dieser kleinen, strahlenden Blume. Wie kann das sein? „Das", entgegnete der alte König, wird sie dir selbst erzählen. Aber zuvor musst du sie als Freundin gewinnen und ihre Sprache erlernen." „Wie kann man die Sprache einer Blume erlernen, und wie kann man eine Blume zur Freundin gewinnen?". „Du musst ihr regelmäßig von deiner Zeit schenken, zu ihr hinausgehen und einfach bei ihr verweilen. Die Sprache der Blumen und Bäume kennt keine Worte. Sie gibt dem anderen einfach Raum, so zu sein, wie er ist. Von außen betrachtet werden eure Unterhaltungen aussehen, als ob ihr schweigt. Aber dieses Schweigen kann deutlich reden. Sich ohne Worte zu verstehen und verstanden zu werden, ist ein großes Geschenk und bedeutet tiefe Freundschaft. Du hast mich nach dem Geheimnis der Mohnblume gefragt. Sie selber wird es dir erzählen."

Wochenlang ging der junge König in den Garten zur Mohnblume. Es verging eine lange Zeit, ohne dass es ihm gelang, ihre Sprache zu verstehen.

Eines Tages gelang es ihm, die Blume auf ihre Weise zu fragen: „Woher hast du nur diese Energie, so zu leuchten und zu lodern? Was ist das Geheimnis deiner Lebenskraft?"

Wie gebannt schaute er in den Blütenkelch. Es zog ihn immer mehr in dieses Zentrum hinein, bis er sich schließlich so fühlte, als ob er in ihrem Inneren sei; ein berauschender Duft machte ihn benommen, und er schwebte durch eine weite, glühende Landschaft. Auf einem feuerroten Hügel sah er einen winzigen Mann sitzen. Der Mann war noch kleiner als der Nagel meines kleinen Fingers, und doch meinte der junge König in einen Spiegel zu schauen, der ihn zu einem Zwerg zusammenschrumpfen ließ.

„Wenn dieser kleine Kerl so groß und mächtig wäre wie ich", flüsterte er, „dann könnte man meinen, ich selber sei es, der dort sitzt." Als er aber sah, dass der kleine Mann weder Zepter noch Krone trug meinte er: „Dann kann ich es nicht sein!"

Doch wo waren sein Zepter und seine Krone geblieben? Jetzt erst bemerkte er, dass er ganz nackt war und nichts mit sich führte, als ob alles Gepäck aus seinem bisherigen Leben für diese Reise zu schwer sei.

Einen Augenblick später sah er zwei große Tränen aus den Augen des kleinen Mannes treten.

„Was ist mit dir"" fragte er ihn gerührt. „Warum bist du so traurig?" Der kleine Kerl schnäuzte sich heftig und sagte dann: „Du bist der Grund meiner Tränen. Hast du mich denn immer noch nicht erkannt? Ich bin deine Seele, die Mitte deines Lebens. Sieh nur wie missgebildet und klein ich bin. Wenn ein Mensch in sich selbst gefangen ist, verkümmert sein eigentliches Wesen."

Diese Worte trafen den König wie ein Blitz. Er begann bitterlich zu weinen, nachdem er die Wahrheit seines Lebens zum ersten Mal ganz erkannt hatte.

„Ich habe lange Zeit in dieser Blüte auf dich gewartet, um dir ihr Geheimnis zu zeigen" fuhr der kleine Mann fort. „Sie hat dich nachdenklich gemacht. Nun höre, was sie dir zu erzählen vermag: Sie ist ein Diener, das ist viel mehr als ein König. Er hat verstanden, wie man ein König wird im Leben. Man muss sich fühlen, dem Leben öffnen. Ihre Kraft bekommt die Blume von der Sonne geschenkt, der sie sich offen bereit hinhält. Die Blume weiß, dass sie allein aus sich heraus nicht blühen kann. Die Kraft der Sonne verwandelt sie. Nur weil sie bereit ist, die Kraft der Sonne anzunehmen und für ihr Wachsen einzusetzen, kann sie immer neue Strahlen des Lichtes aufnehmen, so, wie du nur einatmen kannst, wenn du auch ausatmest. Glaube mir, die wirkliche Kraft liegt in der Liebe.

Kehre zurück in deine Welt und werde wie die Mohnblume. Hab also den Mut zu leben! Lebe und lass' dich von der Sonne beschenken, die dein Leben zum Leuchten bringt. Ich, deine Seele, kann dann wachsen und groß werden.
Wie aus einem Traum erwacht, fand sich der König neben der Mohnstaude in seinem Garten wieder. Er fühlte sich wie neu geboren"

- Ende der Geschichte –

Ich schieße jetzt meine Augen und lege meine Hände auf mein Sonnengeflecht. Ich mache mir bewusst, in meinem Leben gibt es Momente, in denen ich mich klein fühle, kraftlos und mutlos bin. Ich fühle mein eigenes „Sein" nicht mehr. Mein Atem fließt ganz ruhig durch alle Teile meines Körpers. Ich spüre Bewegung und atme alles aus, was nicht zu mir gehören soll. Spüren und Zeit lassen, dem Körper mit der Atmung Kraft verleihen. Mit meiner Atmung werde ich ins Zentrum der Mohnblume gezogen und spüre die Mitte meines Lebens. Ich erde meine Füße, spüre, dass die Mutter Erde mich trägt und genieße diesen Moment und lausche der Musik……

Nun stelle ich mir vor, in mitten eines großen Mohnblumenfeldes zu stehen. Ich bin fasziniert von der Farbe, von der Zartheit der Blütenblätter und von dem berauschenden Duft. Ich spüre die Wärme der Sonne und lasse sie in mich hineindringen. Meine Augen nehmen den Glanz der Blütenblätter auf. Ich lasse mich von der Sonne wärmen. Ein leiser Windhauch belebt mich und ich fange an - wie die Blumen – und bewege mich nach rechts, nach links. Ich fühle mich locker und beschwerdefrei. Ich atme ganz bewusst in meine Verspannungen ein und atme alles aus, was mich belastet. Ich will mich fühlen, die Mitte meines Körpers, meine Seele erreichen. Ich möchte an und mit mir wachsen. Äußerlichkeiten benötige ich nicht. Der zarte Windhauch bewegt mich noch einmal und mit der Atmung belebt er alle Teile meine Körpers. Bei mir bleiben, atmen und der Musik lauschen

Diese Erfahrung möchte ich mit in mein Leben nehmen, die Farben, den Duft und die Schwingungen. Ich lasse meinen Atem noch einmal bewusst fließen, öffne die Augen, bewege langsam meine Finger, mache eine Faust, löse sie und fange an zu malen aus meiner Erinnerung.

Meditation
„Mich spüren" – an Wunder in mir glauben -
Ausdruck als Aquarell
- Aquarellblatt und –farben bereitlegen -
- Begleitende Meditationsmusik -

Lese erst diese Geschichte:

Das Schneewunder

„Kaum schienen wieder die ersten Strahlen der warmen Märzensonne, da machte sich der Winter auf die Reise. Zuerst nahm er im Walde von Gorelowska die weißen Spitzenbänder von den Bäumen, später räumte er Felder und Wiesen, damit die Vögel, die aus dem Süden heimkehrten, Platz hätten sich niederzulassen. Dann zog er von dannen. Nur ein kleiner Schneehügel blieb zurück.

Der lag unter einer jungen kleinen Birke und zitterte. Und die Birke schaute zu, wie er zusammenrutschte und ein Rinnsal aus ihm herausfloss. Mit jedem Tag wurde der Hügel kleiner und das Bächlein schneller. Die Birke verstand nicht, warum der Schnee zerging und fragte ein ums andere Mal: „Was ist mit dir" Du magerst ab vor meinen Augen? Bist du krank?"

Ein Schauer ging durch den Schnee, die Sonne wärmte ihn und er flüsterte: „Ich magere nicht ab, ich zergehe." Von den alten, erwachsenen Bäumen hatte die Birke gehört, dass man vor Liebe vergehen könne. So glaubte sie, der Schneehügel vergehe aus lauter Liebe zu ihr. Das machte sie sehr glücklich. Mit ganzer Kraft streckte sie sich der Sonne entgegen, um sich schneller zu erwärmen und Blätter zu bekommen. Sollte der Schnee doch sehen, wie schön grün sie würde!
Aber der zitterte immer mehr, schaute zum Himmel empor und flüsterte: „Bald ist es so weit, sehr bald, das fühle ich. Hörst du kleine Birke, nur noch wenige Tage." Mehr verriet er nicht. Sie aber ahnte, bald wäre es soweit, dass er ihr seine Liebe gestehe. Sie streckte ihre Zweige der Sonne entgegen und bat: „Leuchte heller noch Sonne, damit ich noch rascher grün werde!" Sie sagte aber nicht, dass sie um des Schneehügels willen grün werden wollte. Sie dachte, die Sonne wüsste das sowieso.

Strahlend schien die Sonne. Sie leuchtete so stark, dass alle Bäume ringsum im hellen Sonnenlicht blinzelten und es war zu hören, wie die Knospen an ihren Zweigen sich reckten und aufbrachen. Dann kam der Abend.

Da sprach der Schnee: „Die Nacht verspricht warm zu werden. Heute wird es geschehen. Hörst du mich kleine Birke? Heute Nacht. Schlaf nicht ein, du wirst ein Wunder erleben". „Ich freue mich so", antwortete die Birke und bebte. Doch als die Nacht hereinbrach, kam Nebel auf und überflutete den ganzen Wald. Mit einem fahlblauen Tuch deckte er die Erde zu, dass nichts mehr zu sehen war. Die Birke hörte, wie es im Nebel sich regte und bewegte und sie rief: „Schnee, lieber Schnee!".
Doch niemand antwortete.

Erst im Morgenrot schlief sie ein. Und als sie gegen Abend erwachte, wollte ihr das Herz stillstehen vor Schreck. Dort, wo noch gestern der Schnee geleuchtet hatte, schauten spitze Keime aus der Erde. Sie wurden von Stunde zu Stunde kräftiger und hoben sich deutlich vom Boden ab. Als zwei Tage vergangen waren, wussten alle Bäume im Wald, das waren Schneeglöckchen. Weiß und leuchtend standen sie im Sonnenlicht.
„Jetzt ist mir klar, lieber Schnee, welches Wunder du gemeint hast", sprach die Birke, blickte lange die Schneeglöckchen an und ein Zittern ging durch ihr grünes Laub.
Sie glaubte, die Blumen kämen vom Schnee, der aus Liebe zu ihr vergangen wäre. Und sie war sicher, jede Blume im Wald entstünde aus Liebe. Sie wandte sich an die anderen Bäume und sprach: „Wisst ihr, was Liebe

ist? Liebe ist eine große Sonne. In ihrem Glanz zerfließt selbst der Schnee und wandelt sich in Blumen."

- Ende der Geschichte –

Ich setze mich jetzt ganz bewusst auf den Stuhl, erde meine Füße, bewege die Fußsohlen und spüre, wie fest ich von der Mutter Erde getragen und vom Stuhl gehalten werde. Ich spüre und atme, komme ganz bewusst hier im Raum an. Ich möchte jetzt nur für mich da sein, für meinen Körper. Ich gehe dem Atem nach und spüre, wie der Atem meinen Körper bewegt, weitet, beruhigt und entspannt. Ganz ohne mein Zutun, ganz einfach so. Ich fühle, wenn ich mir Zeit gebe, wie meine Gedanken ruhiger werden, ich ganz bei mir bin, die Augen schließen sich, und ich genieße die Entspannung. Die Zunge liegt gelöst im Mund und die Lippen weich aufeinander. Ich werde mit dem Körper mehr und mehr eins. Der Atem berührt mich und ich gebe mich der Musik hin.

Meine Hände lege ich auf mein Sonnengeflecht - unterhalb des Brustkorbes - und versuche, meine Mitte zu spüren, mein Leben wahrzunehmen. Ich atme mir Vertrauen und Ruhe ein und alle Zweifel und Unruhe aus.

Ich denke an die gerade gehörte Geschichte, an den schützenden Schnee. Ich nehme mir Zeit, mich zu sammeln, neu kennenzulernen, mir meine jetzige Situation bewusst zu machen. Ich möchte lernen, an mich zu glauben, lernen, welchen Weg ich gehen möchte, welche Wünsche ich habe für mein Wachsen und Blühen. Ich atme und spüre. Bin ich in meiner Mitte angekommen? Ist mein Körper, meine Seele und mein Geist eins?

Ich lerne und spüre, wie die Wärme der Sonne, die Liebe meiner Familie und meiner Freunde und besonders die Liebe zu mir, zu meinem Körper in mich hineindringt und mich durchflutet. Ich spüre, wie mein Schutz – mein Schnee – schmilzt, spüre Veränderung, spüre das Wunder in mir. Ich atme ein und aus in meinem Rhythmus. Aus meiner Kraft fühle ich, wie ich wachse, blühe, lebe. Mein Wunder! Ich genieße und lausche der Musik.

Dieses Wunder, Wärme, Liebe, Wachsen, an mich glauben möchte ich mir bewahren, jetzt und immer. Mir ist bewusst, es kommen auch Zeiten, in denen ich zweifele. Ich habe Geduld und will nicht aufgeben.

Ich spüre meinen Atem in allen Teilen meines Körpers, atme ein und ganz langsam aus, löse meine Hände, komme ganz bewusst im Raum an und male auf dem vor mir liegenden Blatt „Mein empfundenes Wunder!"

„Meditation" zwischendurch
Meditation
- nach einem anstrengenden Tag –

Du bist es dir wert, deine Aufmerksamkeit jetzt in dein Inneres zu richten, ganz bei dir zu sein. Lege – setze dich bequem hin, schließe deine Augen, erde deine Füße, fühle, wie fest dich die Mutter Erde trägt und lasse deine Atmung durch alle Teile deines Körpers ziehen. Spüre beim Einatmen den kalten Atem an deinen Nasenflügeln und befreie dich beim Ausatmen von allem Verbrauchten. Spüre, wie beim Einatmen der Brustkorb sich sanft hebt und senkt. Genieße das Einatmen und das Ausatmen und lausche der Musik.

(Wenn du keine Möglichkeit zum Musik hören hast, genieße die Ruhe und die Freiheit deiner Gedanken). Lasse dir Zeit zum Atmen, zum Entspannen.

Während du gleich ganz langsam von 1 – 10 zählst, kannst du bei jeder Zahl ein Stück tiefer in die Entspannung sinken, dabei fühlst du dich ruhig und gelassen.

Bleibe eine Weile in diesem Zustand, bewege langsam die Füße, mache eine Faust, atme noch einmal ganz tief ein und langsam aus, öffne die Augen und sei wieder im Jetzt.

Meditation
Vertraue dem Leben – fühle den Wandel
Ausdruck als Aquarell – Schmetterling –
Begleitende Meditationsmusik

Lese erst die Geschichte:

Die große alte Raupe

„Still lag die Waldwiese im Licht des erwachenden Tages, als sich die Raupen an ihr beschwerliches Tagwerk machten. Mühselig bewegten sie ihre Stummelbeine und scherfälligen Körper, um Kraut, Blätter und andere Lebensmittel in ihre Wohnungen zu tragen.

Unter den unzählig vielen Raupen der Waldwiese aber gab es zwei, die sich besonders gerne mochten und jede freie Minute miteinander verbrachten. Wenn sie einander trafen, war es ihnen, als ginge die Sonne in ihren kleinen Herzen auf. Sie unternahmen auf ihren kurzen Beinen große Wanderungen am alten Weiher, erkletterten luftige, sattgrüne Graswipfel, rutschten feuchte Steine hinab und freuten sich des Lebens. Nach der Arbeit schmiegten sie ihre kleinen Körper ganz nah an die Weltkugel, schlossen genießerisch die Augen und spürten ganz still die große, ruhige Bewegung der alten Mutter Erde. Dann vergaßen sie ihre Schwerfälligkeit und die Mühe ihres Alltags, blinzelten ab und zu in den weiten blauen Himmel und kamen sich ganz allmählich näher. Weil sie sich so gerne mochten, lernten sie einander zu vertrauen, und sie erzählten sich von ihren Geheimnissen und all ihren tiefsten Wünschen. Je mehr Zeit und Gedanken sie sich schenkten, desto wertvoller wurden sie einander und waren bald echte Freunde.

Mit der Zeit spürten die beiden, wie sie sich verwandelten und sie ahnten, dass ihr Leben eines Tages anders sein würde: viel schöner, froher und lebendiger. Sie sahen Raupen, die nicht mehr ans Fressen dachten und ihr Leben dazu nutzten, Futter zu sammeln und zu lagern. Sie sahen auch Raupen, die Augen für die geheimnisvolle Erde hatten. Sie träumten davon, gemeinsam das eigentliche Leben zu finden, frei zu werden von den täglichen großen und kleinen Sorgen und nicht gar so schwerfällig und träge zu sein. In Augenblicken, in denen sie ganz nahe beieinander waren, schien es so, als werde schon jetzt ein wenig von diesem neuen, erahnten Leben Wirklichkeit.

Eines Tages wurden die beiden wegen dieser Gewohnheit zur großen Raupe gerufen.

„Wisst ihr nicht, dass das Träumen uns Raupen verboten ist? Es ist gefährlich!" sagte die große Raupe, indem sie die beiden streng über den Rand ihrer Brille ansah. Dann

nahm sie ihre Brille von der Nase, kroch auf die beiden zu und flüsterte, als ob sie ein großes Geheimnis verrate: ‚Die Träume verändern das Leben, und wenn wir Raupen träumen, spinnen wir zugleich. Jeder Traum lässt in unserem Inneren einen feinen seidenen Faden wachsen, der sich um unseren Körper legt und ihn ein wenig mehr fesselt. Ihr zwei wäret nicht die ersten, die eines Tages ganz versponnen aufwachten. Nein, es ist nicht gut, so hoch hinaus zu wollen! Was mit Träumen begonnen hat, endete schon mehr als einmal im Dunkel der Enttäuschung und in dem kleinen Sarg eines Kokons. Geht nun und lebt wie alle Raupentiere!. Das ist besser für euch!'"
Traurig und so langsam, als ob die Erdenschwere auf ihnen lastete, krochen die beiden wieder auf die Waldwiese hinaus. Lange saßen sie schweigend nebeneinander in den letzten Strahlen der untergehenden Sonne.
Nachdem sie schon viele Stunden still und ratlos miteinander verbracht hatten, tanzte ein Leuchtkäfer herbei und gesellte sich zu ihnen. Das ganze Wesen so eines Leuchtkäfers ist aus Licht gemacht und schimmert wie kleine, unlöschbare Laternen in der Finsternis der Nacht. Weil aber Leuchtkäfer solch ein lichtvolles Wesen haben, sind sie jederzeit darum bemüht, traurigen Erdbewohnern ein neues Licht anzuzünden. So fragte der Leuchtkäfer die beiden nach dem Grund ihrer Traurigkeit und ließ sich ihre Geschichte erzählen. „Aber warum habt ihr beiden

nicht mehr Vertrauen in euer Leben?" fragte er sie mit frohem, glockenreinem Lächeln, das ihn noch leuchtender erscheinen ließ. „Warum lasst ihr euch von der Angst anderer einschüchtern? Es kann doch nichts Gefährliches dabei sein, lebensvolle Träume zu träumen, es sei denn, man sieht es als Bedrohung an, dass sie das Leben verändern. Vielleicht ist jeder feine Faden, vor dem euch die große Raupe warnte, der seidene Faden, an dem in Wahrheit das Leben hängt."
Aber was meinte die große Raupe mit den Puppensärgen, was meinte sie mit den Fesseln? Warum sprach sie davon, dass es dunkel werde?"
„Sie hat im Grund nur von ihrer eigenen Angst vor der großen Verwandlung erzählt. Sie weiß in ihrem Herzen sehr gut, wie wichtig Träume sind und wie wenig sie mit Spinnerei zu tun haben. Aber wer seinen tiefsten Wünschen traut und ihnen die Treue hält, erfährt auch seine Ängste, seine innere Zerrissenheit und vor allem das Unfertige in seinem eigenen Leben. In ihrem Licht erkennt er seinen Schatten umso deutlicher und erfährt all das, was in ihm sterben muss, damit er leben kann. Nur wer den Mut hat, sich dem zu stellen, wird wirklich leben und sein wahres Sein finden. Betrachtet man es von außen, dann hat die große Raupe recht: Ihr werdet eingesponnen sein und eine Zeit der Dunkelheit und Leblosigkeit durchstehen müssen. Was aber für sie wie der An-

fang vom Ende aussieht, wird für euch der Beginn einer wunderbaren Verwandlung sein."

Die Worte des Leuchtkäfers machten den beiden Raupen Mut. Am nächsten Tag lagen sie früher als sonst in der Sonne und tauschten ihre tiefsten Geheimnisse und Träume aus. In kräftigen Farben malten sie sich ein Bild ihrer Sehnsüchte.

Je mehr sie aber träumten, desto mehr versponnen sie sich auch zu dicken seidenen Puppen, die eben noch ihre Köpfchen erkennen ließen und bald schon ihre ganze Gestalt verbargen. Dunkel war es um die beiden geworden und es sah so aus, als habe sie das Leben verschluckt.

Die große Raupe schaut nur streng über den Rand ihrer Brille und sagte: „Diese Spinner! Da habe ich wieder einmal recht gehabt."

Wenige Wochen später aber, als die beiden von der Waldwiese längst vergessen waren, brachen die Kokons auf und zwei wunderschön leuchtende Schmetterlinge entschlüpften ihnen. Sie waren so farbig wie ihre Träume, ihre Flügel so zart wie ihre Sehnsüchte und ihr Wesen war so leicht, wie das Vertrauen, das sie ins Leben gesetzt hatten.

Sie hatten ihre ganze Schwerfälligkeit verloren und breiteten nun ihre Segel aus, die wie Gold und Edelstein glänzten, um sich vom Wind in das Blau des Himmels tragen zu lassen und zur großen Raupe zu fliegen. Schwerelos und voller Lebensfreude erzählten sie ihr, wie sie zur Fülle des Lebens gefunden haben."

- Ende der Geschichte -

Ich fühle nach, ob ich bequem sitze, schließe meine Augen, erde die Füße, lasse die Atmung in meinem Rhythmus durch alle Teile meines Körpers fließen und lasse mir Zeit – wie die Raupen – zu träumen und um mir mein Leben bewusst zu machen. Atme und fühle. Spüre, wie die Bauchdecke sich hebt und senkt, wie der Brustkorb sich mit der Atmung weitet, die Augen sich entspannen und meine Gedanken ruhig werden. Jetzt ist Zeit zum Fühlen und zum Träumen. Lausche der Musik.

In der Ruhe spüre ich meine Mitte – lege die Hände auf mein Sonnengeflecht. Ich fühle und bin ganz bei mir. Ich atme mir Ruhe und Geduld ein und atme alle Unruhe aus. Ich stelle mir jetzt vor, in meiner Mitte brennt eine Kerze. Ich spüre die Wärme und fühle das flackernde Licht. Ich atme jetzt von unten nach oben ein, nehme die Flamme mit durch meinen Oberkörper und erwärme und weite ihn langsam und behutsam. Ich atme aus und gebe alles ab, was meinen Körper, mein Leben belastet.

Indem ich mich befreie, brennt mein Licht ruhiger und intensiver. Ich lasse mir Zeit für meinen Körper und meine Seele. Ich spüre Vertrauen in mein Leben. Ich lausche der Musik.

Ich fange an, mein Leben, meinen Körper, meine Mitte intensiver zu spüren. Mein Vertrauen ist gewachsen. Ich möchte mein Leben nutzen, Träume haben und den Wandel in mir zulassen. Ich spüre den kalten Atem beim Einatmen an meinen Nasenflügeln und den warmen Atem beim Ausatmen. Ich empfinde die Leichtigkeit und Farbenfreudigkeit meines Seins. Ich empfinde die Sonne und die Wärme, möchte mich nicht von Angst einschüchtern lassen und den seidenen Faden, an dem mein Leben hängt, weiter weben zu einem Muster in prächtigen Farben. Ich verinnerliche diesen Satz und lasse mir Zeit:

> „Ich will an mich glauben, auf meinen Körper hören, ihm Zeit schenken mich etwas trauen!"

Ich atme ganz wohltuend ein und mit dem Ausatmen befreie ich mich, bewege meine Fußsohlen auf dem Boden und spüre mein Wurzelchakra, spüre Kraft und Vertrauen. Langsam öffne ich meine Augen und bin wieder im Jetzt. Aus meiner Erinnerung male ich!

Meditation

Mich entspannen mit buddhistischer Körperbezogenheit

Ich stelle mir vor, wie im Buddhismus, in der Mitte meiner Stirn – zwischen meinen Augen – liegt mein 3. Auge. Ich lege Zeige-, Mittel- und Ringfinger auf diese Mitte meiner Stirn und streiche mit meinen Fingern über meine Stirn bis zu meinem Haaransatz; beruhige mich, beruhige meine Augen, entspanne mich. Ich mache das einige Male, atme dabei Ruhe ein und alle Unruhe aus. Zeit lassen, meinen Körper genießen, der Musik lauschen.

Nun lege ich meine Daumen mit dem Nagel auf meine Augenlider, fange am Nasenbein an und streiche über meine Augenlider, entspanne meine Augen, meine Augenlider. Dabei atme ich mir Gelassenheit ein und meine Unruhe aus. Ich lasse meine Atmung einige Male ganz sanft durch meinen Körper gehen, streichle dabei weiter meine Augenlider und verinnerliche dabei: Es gibt eine Zeit zum Entspannen, zum Ausruhen, Atmen und Spüren.

Nun lege ich die Hände vor meine Augen und fühle die Entspannung, atme ein und atme aus, lasse dabei mit Musik meine Entspannung vertiefen. Atme noch einmal in meinem Rhythmus ein und langsam aus und ich bin wieder im Jetzt.

Meditation
„In mir fange ich an – in mir höre ich auf"
Aquarell „Bernstein"- Licht für mich
Begleitende Meditationsmusik

Geschichte entnommen aus „Lebensträume"
Ulrich Peters -

Ich setze mich bequem auf den Stuhl und lese die Geschichte:

„Der kleine Krebs und die Sonne"

Auf dem Meeresboden wühlte sich ein kleiner, emsiger Krebs durch den Sand. Wie die meisten Lebewesen, die lange Zeit im Finstern leben müssen, war er kurzsichtig. Er stolperte umständlich um große und kleine Muschelhäuser und stieß mit seiner Nase gegen manche Wasserpflanze, ehe er staunend vor einem goldbraun schimmernden Bernstein verharrte, der in all der Dunkelheit freundlich funkelte und glitzerte. Der kleine Krebs kniff seine sehschwachen Augen zusammen, putzte seine Brille und glaubte seinem Blick nicht mehr trauen zu können. So etwas hatte er noch nie gesehen.
„Du leuchtest so schön, kleiner Stein" begrüßte er ihn freundlich. „Wie machst du das?" „Ich mache es nicht",

antwortete ihm der Stein. Ich lasse es an mir geschehen. Es kommt von etwas größerem, als ich es selber bin. Ich öffne mich ganz dem Licht der Sonne, die weit hinter der Oberfläche des Meeres verborgen ist. Ihre Strahlen reichen aber bis auf den dunklen Meeresboden. Eigentlich leben wir alle hier unten von ihr, aber nur die wenigsten wollen das glauben. Sie sagen: „Es gibt nur das, was man sehen kann. Die Sonne kann man nicht sehen, also gibt es sie auch nicht.". „Aber ja", antwortete der Bernstein. „Wie sonst könnte ich funkeln? Ich will dir ein Geheimnis verraten: Du musst durchsichtig werden für die Sonne, die hinter dir verborgen ist. Du wirst spüren, wie sie dich durchleuchtet – sehen können es aber nur die anderen. Kleiner Krebs, wenn das Licht der Sonne dich erst durchleuchtet, wirst du groß und wichtig sein. Durch dich wird die Sonne hier in der Finsternis sichtbar werden." Der kleine Krebs sagte zu sich: „In mir fange ich an und in mir höre ich auf".

- Ende der Geschichte -

Ich atme tief und für mich wohltuend ein und atme alles, was mich belastet aus, erde meine Füße, spüre jede Fläche meines Körpers, die mit dem Stuhl in Berührung kommt und schließe meine Augen für einen Moment.
Ich fühle mich ganz bei mir und sage mir die Worte, die ich gerade gehört habe:

„In mir fange ich an und in mir höre ich auf." Ich nehme mir vor, in meinen Körper zu spüren, meine Wünsche und Träume zu fühlen, meinen Bernstein zu finden, um mit ihm jeden Tag Licht in mein Leben aufzunehmen und mich mit mir wohlzufühlen. Ich möchte die Zeit anhalten und alle Hektik von mir abfallen lassen. Ich atme ganz bewusst ein und langsam alles aus, was mich belastet. Ich möchte für das Licht der Sonne durchsichtig sein, mich von der Wärme durchdringen lassen. Ich lege meine Hände auf mein Sonnengeflecht, lasse die Atmung fließen und lausche der Musik!!

Ich stelle mir jetzt vor, an einem einsamen Sandstrand am großen Meer zu liegen und zu träumen. Mein Bernstein liegt neben mir. Ich höre das Rauschen der Wellen und lasse die reine Luft durch meinen Körper ziehen. Die Sonne steigt gerade aus dem Meer und gestaltet sich zu einem großen goldenen Ball. Ich spüre die Wärme, die mich durchdringt, fühle die Bewegung in mir. Ich bleibe so einige Minuten bei mir und gehe meinem Atem nach, spüre den kalten Atem an meinen Nasenflügeln beim Einatmen und den warmen Atem beim Ausatmen und lasse mir Zeit.....

Ich spüre, dass solche Momente, solche Gefühle für mich wichtig sind. Ich wünsche mir, jeden Tag durchsichtig zu werden mit der Sonne, um die Wärme, Farbe, die Leichtigkeit in Ruhe und mit Freude zu leben.

Ich nehme mir vor, nicht den Mut zu verlieren, an mich zu glauben.

Ich nehme meine beiden Arme, lege sie um meinen Körper und umarme mich.

„In mir fange ich an und in mir höre ich auf!"

Ich bin ganz bei mir und streichele meinen Körper.

Nun stelle ich mir vor, welche Farben und welches Bild für mich als Erinnerung an meine Meditation entstehen soll.

Ich bestimme für mich, wann ich die Umarmung löse, meine Finger bewege, eine Faust mache, mich räkele, wieder im Raum ankomme und mit meinem Erinnerungsbild beginne.

Meditation
„**Sich fallen lassen**
– Bewegung in mein Leben bringen"
Ausdruck Aquarell – Farben meiner Seele
Begleitende Meditationsmusik

Ich komme im Raum an, lasse den Atem einfach geschehen. Alle Hektik, alle Fragen und Gedanken lasse ich von mir abfallen. Ruhe zulassen, Unruhe herauslassen. Ich spüre die Schwingungen und Bewegungen, die durch die Atmung meinen Körper durchfluten. Ich spüre und lausche der Musik .....

Ich versuche mir Leichtigkeit einzuatmen, alles Schwere abzugeben, was mich belastet. Ich atme in meinen Bauch hinein und spüre, wie die Bauchdecke sich hebt und senkt. Mein Atem fließt in meinen Brustkorb; er weitet sich und mein Atem wird ruhiger. Der Atem zieht durch meinen Hals in den Kopf, meine Augen, mein Gesicht entspannt sich. Ich genieße den ruhigen Strom meines Atems. Gelöst und frei gehe ich mit meinem Körper und meiner Seele auf Reisen.
Ich liege an einem warmen Sommertag am Meer. Die Füße werden vom klaren Wasser umspült. Die Wellen sind hoch und gewaltig. Die Wellen bringen mich immer

tiefer in den ruhigen Zustand der Entspannung, immer tiefer und erholsamer, vollkommen gelöst.

Die Wellen ziehen mich an und ich lege mich auf die Wellen, ganz leicht, ganz unbeschwert. Mir kann nichts passieren; ich werde getragen. Ich habe Vertrauen in mich, atme tief die frische ozonreiche Luft ein und atme alle Belastungen aus. Entspannen – loslassen – sich fallen lassen – alles was nicht zu mir gehören soll abgeben. Diesen Zustand genießen und der Musik lauschen.....
Ich lasse mich tragen, fühle mich wohl und meine Augen schauen die vielfältigen Farben des Meeres. Die Farbe Blau, die sich immer wieder verändert. Blau die Weite, die Bewegung. Meine Hände lege ich auf meine Mitte, mein Sonnengeflecht und lasse die verschiedenen Blautöne auf mich wirken. Ist es die Farbe meiner Träume, beruhigt mich die Farbe Blau? Blau das Wasser, blau der Himmel über mir. Ich mache mir bewusst, ich werde getragen und entspanne mehr und mehr. Meine Augen gehen in die Tiefe des Wassers und schauen die Farben blau – grün, mal rötlich, mal violett, mal heller, mal dunkleres Blau. Ich gebe alle Schwere ab und genieße die Leichtigkeit meines Körpers.
Ich werde jetzt von einer Welle in den weichen Sand gespült. Ich lasse einfach geschehen und lege mich ganz entspannt in den Sand, ganz befreit. Ich atme aus meiner

Mitte heraus und spüre, meine Mitte hat sich gefüllt. Der Atem geht frei durch alle Teile meines Körpers; er streichelt mich. Keine Verspannungen, keine Schmerzen, keine Blockaden. Ich spüre nach und lasse mir Zeit.

Ganz allmählich ziehe ich mich aus der Meditation zurück und gebe meinen Gefühlen, meinen gefühlten Schwingungen Ausdruck in Farben.

Meditation
- Ich nehme mich ernst –
Ausdruck: Aquarell – Landschaft, in der ich mich wohlfühle
- Nach Fertigstellung <u>mich</u> mit feuchtem Pinsel sichtbar machen oder eine Lebensspirale herausholen
Begleitende Meditationsmusik

Vor der Meditation lausche ich meiner Wohlfühl-CD, streichele meinen Körper, bereite ihn vor und möchte ihm zeigen: „Ich liebe DICH!"

Danach konzentriere ich mich auf meine Atmung. Ich bewege meine Füße auf dem Boden, spüre, dass der Boden mich trägt, fühle, wie mein Gesäß vom Stuhl getragen wird und lasse den Atem sanft in meinen Bauch ziehen, erlebe, wie die Bauchdecke sich hebt und senkt. Der Atem fließt weiter in den Brustkorb. Mein Brustkorb hebt und senkt sich. Der Atem entspannt meine Lippen, die sanft aufeinander liegen. Meine Augen empfinden die Ruhe. Mein Atem kommt und geht, ganz ohne mein Zutun.

So entspannt gehe ich auf meine Phantasiereise, eine Reise dahin, wo ich mich wohlfühle, wo mich keiner stört. Ich möchte meine Gefühle dem Leben schenken.

Ich befinde mich in der Landschaft, die mich in meinen Träumen verzaubert. Ich spüre den weichen Boden unter meinen Füßen und lege mich entspannt hin, gebe mich mit allen Verspannungen, Verkrampfungen und Zweifeln ab. Ich nehme mich ernst. Mein Körper fühlt sich wohl und angenommen. Mein Körper und meine Seele sind eins. Ich schaue vielleicht bunte Blumen, lasse die Farben auf mich wirken und gebe diese wohligen Gefühle an meinen Körper weiter. Ich nehme den Duft mit dem Atem durch die Nase wahr, atme ihn tief ein, lasse meinen Körper den Duft aufnehmen und gebe mit dem Ausatmen alles Verbrauchte ab. Ich höre den Gesang der Vögel. Mein Körper nimmt die Höhen und Tiefen auf, wird ruhiger und entspannt sich mehr und mehr. Ich nehme alle Bewegungen in meinem Körper wahr und fühle nur mich. Zeit lassen, um mit Musik weiter zu entspannen.

Vielleicht spüre ich die Kraft und den Schutz der Bäume, die mich umgeben, höre das Rauschen der Blätter und nehme voller Hoffnung die vielen Grüntöne in meine Seele auf. Der Wind berührt mich und ich spüre den kalten Atem beim Einatmen an meinen Nasenflügeln und den warmen Atem beim Ausatmen.

Vielleicht liege ich im Sand am weiten Meer, höre das Rauschen des Wassers und nehme die vielen Blautöne in meine Seele auf. Ich spüre mich. Die Sonne dringt mit ihren Strahlen in meinen Körper und ich fühle, wie mein Körper sich weitet und sich bewegt. Meine Augen entspannen sich mehr und mehr, meine Zunge liegt entspannt im Mund. Ich beatme meinen Körper in meinem Rhythmus, so wie es mir gut tut.

Ich frage mich, was tut mir gut? Nehme ich mich jeden Tag ernst, meine Bedürfnisse wichtig?

Bin ich nur für andere da? Wo bleibe ich mit meinen Wünschen für mein Leben? Ich spüre, ich benötige Ruhe, um zu mir zu kommen. Ich atme ganz bewusst durch alle Teile meines Körpers, atme in die Stellen, die mir Schmerzen bereiten oder verspannt sind ein und hindurch und atme laut hörbar mit dem Ausatmen alles Schwere aus meinem Leben aus. Frei sein, mich spüren! Ich lausche der Meditationsmusik und atme ein und atme aus.

Ich nehme mir vor, mich an diese Erfahrungen und Gefühle jeden Tag zu erinnern. Ich möchte mit mir, meinem Körper, meinen Wünschen und Träumen verbunden sein. Ich bleibe so eine Weile bei mir.

Wenn meine Landschaft, in die ich mich immer zurückziehen kann, vor meinen Augen und in meiner Seele ist, dann atme ich noch einmal ganz bewusst ein und langsam aus, befinde mich wieder im Raum und fange an zu malen; mein Bild der Erinnerung.

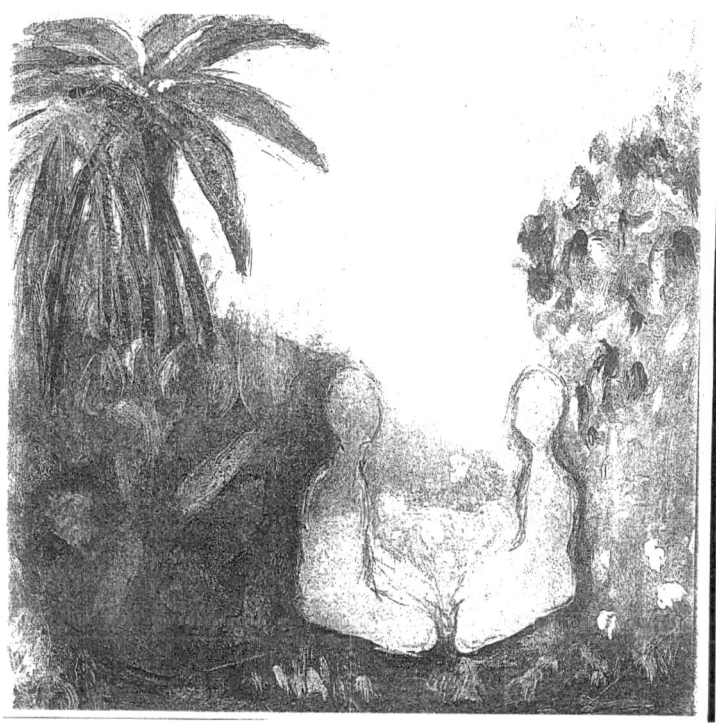

Meditation zwischendurch
Befreiung für Körper, Geist und Seele

1. Atme ganz ruhig und gleichmäßig ein und aus,
2. Du fühlst du entspannst dich mehr und mehr,
3. Mit jedem Atemzug gehst du tiefer und tiefer in deine Entspannung.
4. Lasse noch mehr los. Dein Atem begleitet dich jetzt in einen entspannten Zustand, loslassen und geschehen lassen.
5. Dein Körper fühlt sich jetzt gelöster und entspannter an.
6. Du fühlst dich weicher und ruhiger.
7. Erlaube dir, deine Entspannung mehr und mehr zu genießen.
8. Eine angenehme Ruhe und das Gefühl des Getragenseins breitet sich in deinem Körper aus.
9. Dein Körper ist vollkommen entspannt, deine Gedanken ganz ruhig und nur bei dir.
10. Während du immer mehr entspannst, kommst du in dein Inneres, zu dir, zu deinem Körper mit all seinen Gefühlen, Wünschen und Träumen. Was sind meine Träume; was sind meine Wünsche?

Du bist es dir wert, deine Aufmerksamkeit jetzt in dein Inneres zu richten, ganz bei dir zu sein. Bewege deine Füße und spüre, wie du vom Boden getragen von der Stuhllehne gestützt wirst. Lasse deinen Atem fließen und atme mit dem Ausatmen alles aus, was dich belastet. Atme in Verspannungen hinein und hindurch. Lasse los und entspanne dich mehr und mehr; einfach geschehen lassen. Du spürst, du wirst ruhig und entspannt.
Lasse dir Zeit und lausche der Musik.

Du bist ruhig und entspannter. Du spürst Ruhe in dir und Vertrauen in dein Leben und mit dem Ausatmen gibst du alle Unruhe und alle Zweifel ab. Ich nehme mir vor, mich jeden Tag mit mir und meinem Körper zu beschäftigen. Ich fühle mich mit meiner Mitte verbunden.

Meditation

Meine Wurzeln spüren – mein Wurzelchakra
Ausdruck: Meine Verwurzelung malen
Begleitende Meditationsmusik

Zeit lassen, atmen, Bewegungen spüren.
Mein Wunsch, frei zu sein von Verspannungen, von Schmerzen, Vertrauen in meinen Körper spüren, bei mir ankommen, alles vergessen, was mich bis jetzt beschäftigt hat! Nur ich zähle jetzt, meine Wünsche, meine Träume. Ich höre meine Musik.

Nun gehe ich mein Wurzelchakra an. Es liegt in der Höhe des Steißbeins. Ich spüre, atme ein und aus, hier ist für mich der Sitz meines Urvertrauens. Ich atme ganz tief die Farbe Rot in mein Wurzelchakra ein, durchflute und aktiviere mein Wurzelchakra und lasse die Farbe Rot eindringen. Der Atem kommt und geht. Spüre ich und mache ich mir mein Wurzelchakra bewusst?
Nun harmonisiere ich mein Wurzelchakra indem ich den Buchstaben „U" ertönen lasse und spüre, dass ich ganz bei mir ankomme. Ich wiederhole dies einige Male, bis ich Wirkung spüre. Zeit lassen!

Nun stelle ich mir vor, aus meinem Wurzelchakra wächst eine Wurzel, bis hin zur Mutter Erde. Über diese Wurzel kann ich alles abgeben, was mich belastet. Mir wird bewusst, ich kann mich über mein Wurzelchakra entlasten; ich kann mir selber helfen. Ich atme ganz tief Ruhe und Gelassenheit ein und mit dem Ausatmen gebe ich alle trüben Gedanken ab. Ich werde ruhiger und entspannter und fühle mich tiefer und weicher. Meinem Körper und meiner Seele tut es gut. Alle negativen Störungen gebe ich an mein Wurzelchakra über meine Beine an meine Wurzeln, an den Mittelpunkt der Erde. Ich genieße diesen Moment und lausche der Musik.

Anschließend bewege ich noch einmal meine Füße auf dem Boden und spüre was mich trägt und nehme meine Erfahrung mit in meinen Alltag.

Gedanken während der Chemo

Ich weiß, mein Organismus ist stark. Ich spüre, mein Körper wird mit der Disharmonie fertig. Ich vertraue dir Chemo; ich vertraue dir Körper; denn ich weiß, meine Abwehrkräfte sind stark. Ich tue vieles, um dich Körper zu stärken – den Atem ganz weich fließen lassen und beim Ausatmen alles abgeben, was mich belastet. Vertrauen einatmen und meine Unruhe ausatmen –

Die zahlreichen Leukozyten und Killerzellen gehen voller Energie gegen die schwachen, verwirrten Krebszellen an, bevor diese sich im Körper ausbreiten können. Ich weiß ja, ich gebe ihnen die wirksamen 1000fach bewährten ärztlichen Therapien zur Hilfe; außerdem die guten biologischen Hilfsmittel, die mein Immunsystem stärken und meine gesunden Zellen vor den Nebenwirkungen der chemischen Stoffe schützen.

Mein Atem fließt sanft durch alle Teile meines Körpers. Ich genieße die Bewegungen, das Heben und das Senken meiner Brust und spüre, wie ruhig und entspannt ich bin. – Musik lauschen.

Alles zusammen verbindet sich und ich werde es schaffen, mich mit Lebensqualität zu füllen. Ich bin voller Zuversicht und Optimismus. Ich fühle mich stark. Ich möchte mein Leben doppelt genießen, dankbar sein für jeden Tag. Mit meinen Händen streichele ich meinen Körper und gebe ihm zu verstehen: „Ich kümmere mich um MICH." Ich mag mich selbst; ich liebe mich; ich bin mir viel wert.

Im Bewusstsein all dieser Kräfte und den anderen mir zukommenden Energien und vor allem der göttlichen Gnade, fühle ich mich gestärkt, gestützt und getragen.
Den Atem noch einmal ganz bewusst genießen und laut hörbar ausatmen.

Meditation
Mein Traum
- Leben – Wirklichkeit?
Farbmeditation
Ausdruck als Aquarell
Begleitende Meditationsmusik

Ich setze mich bequem auf den Stuhl, erde meine Füße und komme im Raum an. Atme ein und atme aus. Träume – mit mir allein sein, Wünsche und Träume für mein Leben. Ich lege jetzt die Hände auf mein Gesicht und streichele meine Stirn, meine Augen, die Nase, meinen Mund. Die Augen sind entspannt, die Lippen liegen weich aufeinander und meine Zunge gelöst im Mund. Ich lasse mir Zeit mich zu spüren, atme in meinem Rhythmus durch meinen Körper, spüre mich, spüre mein Leben. Ich lausche der Musik und komme mehr und mehr in meine Mitte.

Nun lege ich meinen Kopf in meine Hände, stütze meine Ellenbogen auf dem Tisch ab und lasse mich fallen. Lasse alle Gedanken, die mich bis jetzt beschäftigt haben, mit fallen und bin ganz bei mir, bei meinen Wünschen und meinen Träumen. Ich atme ganz bewusst durch meinen Körper und horche in mein Inneres, höre die Stimme aus meiner Mitte und begebe mich auf meinen Weg zu meinen Träumen und Wünschen. Ich löse meinen Kopf aus meinen Händen und lege sie auf mein Sonnengeflecht, unterhalb des Brustkorbes. Ich schließe einen Moment meine Augen und lausche der Musik.

Sollen meine Träume, meine Wünsche für mich Luftschlösser bleiben? Ich wünsche mir „Sie sollen Wirklichkeit werden" Was träume und wünsche ich mir immer wieder? Wie fühle ich mich während meiner Träume? Ich lasse mir Zeit zum Träumen, verbleibe bei meinen Gefühlen. Keiner kann mich stören. Ich höre die Geräusche von draußen, sie belasten mich nicht. Ich lasse in meiner Phantasie meine Gefühle und Träume Wirklichkeit werden.

Ich spüre, dass es meinem Körper gut tut, wenn ich ihm Aufmerksamkeit schenke und meine Gefühle zulasse. Ich atme – für mich wohltuend - aus meiner Mitte und spüre beim Einatmen den kalten Atem an meinen Nasenflügeln und den warmen Atem beim Ausatmen. Einatmen – Ausatmen, der Musik lauschen.

Ich versuche, mich zu trauen, daran zu glauben, dass mein Traum aus und mit meiner Kraft Wirklichkeit werden kann. Mein Körper und meine Seele signalisieren mir, dass es geht. Dieses Gefühl lässt mich weiter werden, meine Atmung noch intensiver spüren. Meine Mitte ist lebendig. Spüren und genießen.

Die erlebten Gefühle lege ich in meiner Mitte ab, umarme mich und streichle meinen Körper.

Ich bestimme für mich, wann ich wieder im Raum ankomme und male dann mit Farben meinen Traum.

Meditation
**Mich erkennen – von Belastungen befreien –
Neu an mich glauben**
Ausdruck als Aquarell
Begleitende Meditationsmusik

Ich lasse mir Zeit, meinen Atem – ganz ohne mein Zutun - fließen zu lassen und lege dazu meine Hände auf meinen Bauch. Ich spüre nach. Fühlt sich mein Bauch weich an, bewegt er sich sanft mit dem Ein- und Ausatmen, einfach so?

Der Atem kommt und der Atem geht.

Ich lasse mir Zeit und komme mehr und mehr hier im Raum an.

Ich lege meine Hände auf meinen Brustkorb und fühle nach. Weitet sich mein Brustkorb mit meinem Atem; wird mein Atem tiefer? Fällt mir das Durchatmen schwer? Ich lasse einfach geschehen.

Ich atme durch meinen Hals und spüre nach, wie mein Atem ganz weich durch meinen Hals fließt. Ich genieße und spüre. Ich lege nun meine Hände auf mein Gesicht, meine Augen und atme tief in meinen Kopf ein. Meine Augen entspannen sich, meine Gedanken werden ruhiger und meine Lippen liegen weich aufeinander. Geht meine Atmung überall leicht hindurch?

Ich atme mir Zuversicht und Entspannung ein und gebe mit dem Ausatmen alle Belastungen, Verspannungen und alle Angst ab. Ich spüre nach und lausche der Musik.

Ist mein Atem jetzt entspannter? Genieße ich den ruhigen Strom meines Atems? Ich gebe diese Ruhe an meine Mitte weiter und lasse meine Seele auf eine Reise gehen.

Vor mir liegt eine Wolke, die mich zu einer Reise einlädt. Habe ich das Vertrauen, dass mich diese Wolke trägt? Sanft spüre ich Vertrauen in mir und lasse mich fallen, fallen lassen, ganz leicht. Ich spüre, wie die Wolke mich liebevoll und zärtlich umgibt? Die Wolke erhebt sich vom Boden und trägt mich über Länder, Berge, Flüsse und Täler weit hinaus. Ich gebe mich diesen Bildern hin und lasse mich mehr und mehr fallen. Mit viel Vertrauen in meiner Mitte schwebe ich höher und höher. Ich fühle mich wohl und geborgen. Mein Körper ist ganz entspannt und ganz ruhig, ruhig ….. Ich genieße die Weite und die Farben des Meeres und atme tief die ozonreiche Luft ein und gebe alles Verbrauchte mit dem Ausatmen ab. Ich fühle mich immer entspannter. Langsam schwebt meine Wolke nach unten und ich sehe eine Insel. Langsam fliegt die Wolke tiefer und tiefer bis zur Insel. Wenn ich jetzt bereit bin, werde ich sanft abgesetzt. Ich befinde mich nun da, wo mich keiner stört, wo mein Körper, meine Seele und mein Geist zueinander finden können, eins sind. Ich spüre den weichen Sand unter meinen Füßen. Meinen Körper durchdringen warme Sonnenstrahlen. Ich strecke meine Arme aus und umarme und streichele meinen Körper voller Hingebung. Zeit lassen, die Musik mit in meine Atmung nehmen.

Ich löse meine Arme und habe das Bedürfnis mich hinzulegen. Mein Körper entspannt sich mehr und mehr. Ich genieße diesen Moment. Die Bewegungen der Wellen bringen mich immer tiefer zu mir, zu meiner Mitte. Ich gebe mich der Musik hin.

Ganz entspannt stehe ich auf und gehe langsam den Strand entlang bis zu einem Lagerfeuer. Dort sehe ich viele Päckchen liegen. Es sind Päckchen, die ich füllen darf mit allem Schweren aus meinem Leben. Was ist mir bei dieser Meditation bewusst geworden? Von was möchte ich mich befreien? Ich lasse mir Zeit, werde mir bewusst. Päckchen für Päckchen fülle ich und fühle mich erleichtert. Mit dem letzten Päckchen löse ich mich von allem Ballast aus meiner Vergangenheit. Dieses Gefühl der Erleichterung lasse ich mit meiner Atmung durch alle Teile meines Körpers ziehen und empfinde den Atem wie ein Streicheln.

Ich lege mich von allen Sorgen befreit ins seichte Wasser, lasse meinen Körper umspülen und genießen. Das Wasser belebt mich. Langsam steige ich aus dem Wasser und ich fühle mich noch frischer und befreiter. Meine Mitte ist gefüllt mit Vertrauen in mein Leben.

So befreit fange ich an zu malen. Ich möchte mir mit diesem Bild die Erkenntnis an diese Medikation bewahren.

Körper – Geist – Seele fühlen
Mit Farbe in meiner Mitte ankommen
Begleitende Meditationsmusik

Gedanken zur Farbe ROT

Ich setze mich bequem auf den Stuhl, erde meine Füße, vergesse den Alltag und konzentriere mich auf meinen Körper mit seinen Wünschen, seinen Empfindungen.

Farbe ist Nahrung, ist Energie. Farben sind lebendige Kräfte. Quellen der Stärkung. Ich will sie für mich nutzen. Mir wird bewusst, durch und mit den Farben kann ich aus der Natur lebengebende und harmonisierende Energien für mich herausholen. Farben vermitteln ein Wohlbefinden. Ruhe und Entspannung, Ausgeglichenheit. Farben können aber auch Lebendigkeit, Bewegungsdrang oder Aggression und Wut, Abwehr auslösen.

ROT zählt zu den wärmsten und wärmenden Farben.
ROT zur Erneuerung der Lebensenergie und zur Anregung der fünf Sinne.

‚Am Anfang war das ROT. Es ist die erste Farbe, der der Mensch einen Namen gibt, die älteste Farbbezeichnung in den Sprachen der Welt. In manchen Sprachen ist das

Wort „farbig" identisch mit dem Wort für ROT, so im spanischen „colorado".

Ich lege jetzt meine Hände auf die Oberschenkel, gehe mit meiner Atmung in meinem Rhythmus durch meinen Körper und lasse mich immer mehr auf die Farbe ROT ein. Was bewirkt ROT in mir? Wie fühle ich mich? Ich bin jetzt nur für mich und meinen Körper da.

Mit meinen Augen nehme ich noch einmal die Farbe ROT in mich auf und schließe dann meine Augen.
Ich atme, schaue und bin immer mehr bei mir und lausche der Musik ….

ROT kann anstrengend wirken, beschleunigend, tonisierend, durchblutungsfördernd, entwässernd, entstauend und aufreibend.

ROT = Lebenskunst, Vitalität, mit beiden Beinen auf der Erde stehen.

ROT ist mit weiß eine Seelenfarbe. ROT steht farbsymbolisch für kraftvolle Vitalität und lebhafte Unternehmensfreude. Das Märchen von Schneeweißchen und Rosen-ROT will gerade zeigen, dass beide Strebungen das RO-

TE wie das Weiße zusammenkommen müssen, um den ganzen Menschen zu verwirklichen.

Das ROT findet seinen höchsten Grad symbolischer Inhalte:
Gottesliebe und Menschenliebe.
So steht die Farbe ROT für den Geist Gottes und das Pfingstfest, aber auch für die Passion, das Leiden Christi.
In diesem Sinne scheint das ROT in Christus sowohl die Farbe des menschlich blutvollen Leidens als auch die göttlicher Liebe zu vereinen.

Ich atme ein und atme ganz langsam aus, spüre und lausche der Musik ….

Denke ich an leidenschaftliche Liebe, Kraft oder Wut.
Vielleicht kann ich dann die Kraft und Energie von ROT spüren.

Mit dieser intensiven und stark anregenden Farbe verbinde ich Lebensfreude, Tatkraft, Aktivität, Bewegung, jedoch auch Aggression, Feuer, Kampf und Vernichtung.
ROT kann im positiven, wie im negativen Sinne erregen.
Viele Gemütszustände lassen sich mit unserer Sprache so treffend ausdrücken:
Ich „sehe ROT", wenn ich eine Gefahr ahne;

Oder:
Jemand kann ein „Rotes Tuch" für mich sein.

ROT kann auch Ausdruck und Anzeichen der körperlichen und seelischen Verfassung eines Menschen sein. ERRÖTEN. Als Ausdruck seelischer Erregung oder einer Krankheit, etwa der Röteln oder bei hohem Fieber.

Aus vielen Heilverfahren, sowohl den antiken als auch denen der Naturvölker, wird es deutlich, dass der Mensch der ROTEN Farbe eine bestimmte Kraft zuschreibt, mit deren Hilfe er gelegentlich imstande ist, Krankheiten anzugehen.

Ich genieße die gemütliche Ausstrahlung und wohltuende Wärme der ROTEN Glut im Kamin oder am Lagerfeuer.

ROT .- Feuer des ersten Chakras (Basischakra), einem Energiezentrum, das den Quell meiner Lebenskraft symbolisiert.

ROT – Felder von Mohnblumen
ROT – Felder von Rosen
ROT – Farbe der Willensstärke
ROT – Farbe des Blutes

Blut als Träger des Lebens ist ein zentrales Symbol für das Christentum: „ROT wie Blut" ist eine geradezu mythologische Aussage.

Das ROT als Erkennungsmerkmal für Blut ist dieser Flüssigkeit derart sinnlich verbunden, dass es auch als Farbe den Analogien zu „Blut" verpflichtet bleibt. So assoziieren wir in der Folge das ROT über „Herz-Blut" mit Herz und weiter über die „Verbindung der Herzen" mit Liebe.

„ROT ist die Liebe" sagt der Volksmund.
Und schenkt man aus diesen Beweggründen Rosen, so sind es ROTE Rosen, oft auch als solche besungen, beispielsweise in dem bekannten Lied von Hildegard Knef:

Mit sechzehn sagte ich still: Ich will
Will groß sein, will siegen,
will froh sein, nie lügen.
Mit sechzehn sagte ich still: Ich will
Will alles oder nichts!

Für mich soll's rote Rosen regnen,
mir sollten sämtliche Wunder begegnen.
Die Welt sollte sich umgestalten
Und ihre Sorgen für sich behalten.

Und später sagte ich noch:
Ich möcht' verstehen, viel sehen,
erfahren, bewahren.
Und später sagte ich noch:
Ich möchte' nicht allein sein
Und doch frei sein.

Für mich soll's rote Rosen regnen,
mir sollten sämtliche Wunder begegnen.
Das Glück sollte sich sanft verhalten.
Es soll mein Schicksal mit Liebe verwalten.

Und heute sage ich still:
Ich sollt' mich fügen, begnügen,
ich kann mich nicht fügen,
kann mich nicht begnügen,
will immer noch siegen,
will alles oder nichts.

Für mich soll's rote Rosen regnen,
mir sollten ganz neue Wunder begegnen.
Mich fern vom Alten neu entfalten,
von dem, was erwartet,
das meiste halten.

Ich will! Ich will!

Ich atme den Duft der Rosen, belebe damit meinen ganzen Körper!

Ich beatme meinen Körper und noch einmal ganz intensiv, atme ganz langsam aus und nehme wieder das ROT im Raum wahr, das ROT in allen Schattierungen und allen Tiefen.

Gedanken zur Farbe GELB

Ich setze mich bequem auf den Stuhl, erde die Füße und gehe mit meinem Atem
- In meinem Rhythmus – durch meinen Körper.
Ich atme ein und atme ganz langsam aus …. und lausche der Musik.

Das GELB gleicht dem Sonnenlicht als ein Signal aufbrechenden Frühlings.
Auch gleicht es dem sich neigenden Sommer in strahlender Helle wie keine andere Farbe.
Das GELB dem Reinen nahe, dem unberührten Weiß wie keine andere Farbe lichtvoll, leicht, heiter und behaglich.
Das GELB dem Glanz des Goldenen nahe wie keine andere Farbe, wenn auch nicht der Gier des Besitzes preisgegeben.
Das GELB wie keine andere Farbe durch Trübung verletzlich, dem Schmutz verfallen, doch wiederkehrend glänzend rein.
Am Morgen mit der Sonne erscheint sie, die Hellste der Farben, das GELB.

GELB ist in der Chakrenlehre dem dritten Energiezentrum – dem Sonnengeflecht – in der Bauchmitte zugeordnet.
Mein Selbstwertgefühl hat hier seinen Sitz. Durch diese Auslegung erklärt sich auch die Verbindung von GELB und Neid, denn wer außer unser Ego könnte sonst neidisch werden.

Ich lege jetzt meine Hände auf mein Sonnengeflecht und versuche, aus meiner Mitte heraus zu atmen.
Ich atme ein und atme aus ….
Ich fühle, durch meine Atmung komme ich immer mehr zu mir.

Mit meinen Augen nehme ich noch einmal die Farbe GELB in mir auf und schließe sie dann.
Ich lasse die Farbe GELB auf mich wirken und in mir wirken.
Ich empfinde, was die Farbe GELB für mich bedeutet.

Ich atme, fühle und lausche der Musik …..

GELB – das Licht,
Erleben von strahlendem Sonnenschein, Sommer, Wärme, Gefühlen,

Lebensfreude wird in unserem Gedächtnis unter GELB gespeichert.

Vor unseren Augen sehen wir die prächtigen Sonnenblumen.

GELB war im alten China als eine verehrungswürdige Farbe dem Kaiser, dem „Sohn des Himmels", vorbehalten.

GELBE Kleider trägt der Schöpfergott im Hinduismus.

Der Glanz des Wertvollen hat im GELB seinen Widerschein gefunden.

GELB strahlt schwerelos und grenzenlos, steht somit für Freiheit und Unabhängigkeit.

Die Farbe GELB will uns ermutigen, die innere Vereinsamung zu überwinden und auf andere Menschen zuzugehen.

GELB gilt als weibliche Farbe.
Sie symbolisiert den Geist,
der keine Grenzen kennt.

Mit GELB lassen sich Blockaden lösen. Auch mein Unterbewusstsein spricht auf GELB an und gibt Einblicke auf Verdrängtes.

Erinnere ich mich an die schier kindliche Freude über einen hellgelben Sonnenstrahl, der durchs Novembernebeldickicht dringt.

Ich erinnere mich daran, wie ich mich innerlich aufrichte und mein Gemüt erhellt wird mit den ersten warmen Sonnenstrahlen des Frühlings nach langen dunklen Wintertagen.

GELB regt die Gehirnfunktionen an, fördert die Kreativität und geistige Arbeit.

Ich atme aus meiner Mitte, fühle ….. atme langsam aus und lausche der Musik.

Die Schwingungen von GELB haben einen positiven und anregenden Effekt auf die Nerven.

Farbschwingungen beeinflussen das höhere Selbst der Seele.

Worte von Goethe zur Farbe GELB:

„Wie eng verknüpft ist der Gedanke „Sonne"" mit der Farbe GELB?

Ist die Assoziation auf „Sonne" die Farbempfindung GELB, oder assoziieren wir umgekehrt bei GELB die Erscheinung „Sonne"? „

Die Farbe GELB führt in ihrer höchsten Reinheit immer die Natur des Heilens mit sich und besitzt eine heitere und sanft reizende Eigenschaft.

Ich atme ein und atme langsam aus ….. und lausche der Musik.

GELB kann aber auch das Symptom einer Krankheit sein und als solche erfahren werden, die unangenehme Empfindungen auslöst. So kann die besondere Auszeichnung diese Farbe GELB rein, lichtvoll, leicht, glänzend, warm, behaglich und wertvoll erscheinen, durch eine geringfügige Veränderung kann sie verletzt werden.

Ich atme, spüre und belebe meinen Körper aus meiner Mitte heraus ….

GELB hellste der Farben wird die Rolle als Farbsignal „ACHTUNG" zugewiesen.
Mir bekannt durch die Verkehrsampeln.
Sie regelt die Phasen zwischen der freien Fahrt.

Die Farbe GELB in der Kirche!
GELB für Feste „Licht des Lebens"
GELB als höchste Steigerung der Spektralfarben steht für „Das Licht der Welt" für Christus.

GELB steht für Sonne, glücklich sein und symbolisiert göttliche Macht, Unsterblichkeit und Erleuchtung.

Ich atme, fühle meine Mitte und lausche der Musik ….

Ich atme noch einmal ganz intensiv und ganz langsam aus, nehme wieder das GELB im Raum wahr, das HELLGELB und das GOLDGELB ….

Gedanken zur Farbe BLAU

Ich setze mich bequem auf den Stuhl, erde die Füße, spüre, wie fest meine Füße auf dem Boden stehen.
Ich lasse meine Atmung in alle Teile meines Körpers fließen und spüre, dass ich ruhiger werde und mehr und mehr bei mir bin. .
Ich atme langsam ein und in Achterschritten aus.

Das erste, was fasziniert, sind die Farben, die erzählen, etwas mitteilen von Optimismus, Hoffnung, Freude am Leben;
Farben, die einfach gut tun.
Farbe, von der wohltuende Ruhe ausgeht.
Man muss sich diesem BLAUEN Grundton anvertrauen, überlassen, um zu erfahren, dass er eine Ahnung zu vermitteln vermag von dem, was „Mysterium" ist, dem Geheimnis Gottes.
Der Blick in das BLAU wird zu einem Blick in unbestimmte Ferne.

Ich lege meine Hände bequem hin, so dass ich das Gefühl habe, mein Atemkreis schließt sich, meine Atmung wird ruhiger und alle Hektik des Tages fällt von mir ab.
Mehr und mehr versuche ich, bei mir anzukommen und mich zu spüren.

Mit meinen Augen gehe ich ganz ruhig durch den Raum, nehme intensiv die Farbe BLAU in mich auf, schließe die Augen und lasse die Farbe BLAU in mich wirken.

Ich empfinde für mich, was die Farbe BLAU für mich bedeutet, wie die Farbe BLAU auf mich wirkt.

Ist es für mich die Farbe der Ferne, der Ungewissheit?

Ist es für mich die Farbe der Träume?

Ist es für mich die Farbe der geistigen Kunst?

Ist es für mich die Farbe der Treue, weil sie sich in der Tiefe produziert?

Ich atme ein und langsam wieder aus und lausche der Musik.

BLAU ist neben Rot die Lieblingsfarbe der meisten Menschen.

BLAU könnte man als Gegenteil von Gelb bezeichnen.

Immerhin kann ich mit BLAU Empfindungen wie Kühle, Kälte und Distanz verbinden.

Doch damit ist die Palette der Eigenschaften noch lange nicht erschöpft.

BLAU steht nicht nur als Symbol für Treue, für das Mythische, Mystische und das Unbewusste, sondern einer Deutung nach auch für geistiges Wachstum, ähnlich wie die Farbe Gelb.

Spontan denke ich bei BLAU an den weiten Himmel oder das tiefe Meer.

BLAU ist Gefühl, Intuition und führt den Menschen in sich hinein in seine eigene Mitte.
Speziell DUNKELBLAU symbolisiert die Nacht, die mir erholsamen Schlaf schenkt, der wiederum die wichtigste Grundlage (neben grün) für meine körperliche wie auch seelische Erholung bildet.

Ich bin in der Entspannung, lasse BLAU auf mich wirken, atme intensiv ein, ganz langsam aus und lausche der Musik ….

Menschen mit einer Vorliebe für BLAUtöne gelten als pünktlich, ausgeglichen, zufrieden, sanft, ruhig.
BLAU kommt in alten Sagen und auch in der christlichen Religion eine große symbolische Bedeutung zu.
So ist zum Beispiel der Mantel der Mutter Gottes BLAU.
Für die menschliche Urerfahrung ist BLAU „Tiefe" und somit zentrale Metapher für unsere Beziehung zu Gott, für das Unendliche, für die Umfassungserfahrung, die sich uns Menschen nicht nur leicht wahrnehmbar, sondern auch über die BLAUempfindung erschließt.
„Kühle", die Distanz, gehören zur Beziehung mit Gott. Unendlichkeit hat auch etwas von Fremdheit.

Nicht-Verfügbarkeit an sich:
Der ganz andere.
Die Ebene der sinnlichen Grunderfahrungen erschließt uns die Unendlichkeit der Gottesbeziehung mit dem BLAU für „Himmel" und „Wasser".

Die Farbe BLAU gründet physiologisch in den Wahrnehmungsmöglichkeiten des Auges. Sie bietet konkrete Anhaltspunkte für das, was in der Theologie „Tiefendimensionen" genannt wird.
Die Wahrnehmung der Farbe BLAU birgt eine tiefe Dimension des „ganz anderen", die über die Verbalisierung BLAU hinausgeht.
‚Wer zum Himmel hinaufschaut, kann sich im tiefen BLAU verlieren, eine Farberfahrung als Sehnsucht nach Heil und Heilung, nach Leben außerhalb der Bedrohung, nach Leben in der Tiefe, umfasst von Gott.

Ich fühle mich umfasst, nicht alleine, gehe mit meiner Atmung wohltuend durch meinen Körper und lausche der Musik …

Doch auch diese Farbe, vor allem in ihren dunklen Tönen, hat ihre Kehrseite.
So bringen damit viele das Dunkle, Dunkelheit, Schatten, Angst und Schwermut in Verbindung.

Dies trifft jedoch nicht auf das HELLBLAU, die Farbe des fünften Chakras (Kehlkopf-, Halsschakra) der meine Ausdruckskraft und die Fähigkeit zur Kommunikation zugeordnet wird.
Das BLAU ist die Aufhellung der Finsternis, die Farbe des nächtlichen Himmels.

BLAU ist eine beruhigende, kühlende Farbe. Sie wirkt sehr besänftigend auf Personen, die sehr unruhig sind.
HELLBLAU ist gut für die Augen, es beruhigt und entspannt.
BLAU ist eine ruhigstellende, lindernde Farbe, die die Probleme des Alltags vergessen machen lässt.
BLAU gestrichene Wände können beruhigen.

BLAU – Farbe der größten Tiefe.
BLAU – Aquamarin – Lapislazuli, ein BLAU wie ein flimmerndes Firmament.
Das Phänomen des blauen Himmels jedoch - wenn auch physikalisch erklärbar – ist für uns räumlich nicht begreifbar.
Es ist ein BLAU von mystischer Tiefe, von Unendlichkeit, das unseren Blicken entflieht und uns gleichzeitig magisch anzieht.

Ich gebe mich in die Farbe BLAU und alle seine Berührungspunkte für mich hinein, fühle, spüre, atme ein, ganz langsam aus und lausche der Musik …

Menschen, die die Farbe BLAU lieben, integrieren sich gerne in einer Gruppe, passen sich gut an, sind treu und liebevoll, sehr sozial.
BLAU ist in meinem Körper der Gegenspieler zu rot.
Ein helles BLAU vermittelt den Eindruck von Frische, Kühle, Sauberkeit und sogar das Gefühl von Weite.
BLAU ist das Symbol für mein Unterbewusstsein und Aufrichtigkeit.
BLAU fordert die geistige Klarheit, Erholung und Entspannung.

Im buddhistischen Gedankengut ist BLAU die Farbe der Unsterblichkeit und des menschlichen Friedens.
Im hinduistischen ist BLAU die Farbe des Krieges und der Fruchtbarkeit.
Das Erlebnis vom BLAU des Himmels, des „Azurs" findet im BLAU des Meeres seine Entsprechung.

Hier steht es vom TÜRKISBLAU bis zum BLAUVIOLETT für die Klarheit des Wassers.
BLAU – Glasfenster von Marc Chagall in der Kirche St. Stephan in Mainz, oder die frühe Schaffensperiode von

Pablo Picasso (BLAUE Periode) oder Franz Marc „der BLAUE Reiter".

Spricht man vom himmlischen BLAU so kommen uns vielleicht die Glasfenster der Kathedrale von Chartres in den Sinn.
BLAU ist erste, wenn auch nicht ausdrücklich genannte Farbe der Schöpfungsgeschichte, denn wenn die ersten Strahlen des Lichtes der Finsternis begegnen, wird aus dem Schwarz der Finsternis das BLAU des Himmels.
Es wird Licht und der erste Strahl in die Finsternis fällt, SAMTBLAU ist die Nacht bis sie weicht der Fülle des Lichts.
Das Goldgelb färbt die Erde KÜHLBLAU die Schatten und Azur den Himmel. Es ist Tag. Das BLAU führt den Blick weit in die Ferne, jenseits des Horizonts, jenseits von Tag und Nacht.

Mit diesen Gedanken und meiner Atmung gehe ich durch meinen Körper und fühle nach, wie BLAU auf mich wirkt, was es mit mir gemacht hat.
Hat es mich beruhigt? – Empfand ich es als kalt?
Macht es mich still oder nachdenklich?
Trägt es mich in die Ferne des Himmels?
Regt es mich geistig an?
Könnte ich mich dem BLAU überlassen?

Ich fühle, atme ein und langsam aus und lausche der Musik ...

Ich atme noch einmal ganz intensiv ein und ganz langsam aus, öffne langsam meine Augen und nehme wieder das BLAU im Raum wahr, das helle BLAU, das dunkle BLAU.

Gedanken zur Farbe VIOLETT

Ich setze mich bequem auf den Stuhl, erde die Füße und gehe mit meinem Atem
- In meinem Rhythmus – durch meinen Körper.

Farben sind wie Geschwister und wie Freunde, sie ziehen sich an – sie drücken sich aus.
Sie begegnen sich, sie sprechen miteinander wie die Erde und der Himmel, das Wasser und die Wolken, die Sterne in der Nacht und die Sonne am Morgen. Alle spielen mit den Farben. Alle Farben sind wie Kinder, die miteinander spielen.
Licht und Farbe werden ebenso wie vom Auge auch von der Haut wahrgenommen. Positiv oder negativ.
Auch Blinde reagieren auf die Bestrahlung mit Farblicht. Mein ganzer Körper ist ein Lichtempfänger.

Ich lege jetzt die Hände auf die Oberschenkel, Handinnenflächen nach oben und Daumen und Zeigefinger berühren sich.
Ich nehme mit den Augen noch einmal die Farbe VIOLETT in mich auf und schließe dann die Augen.
Ich lasse die Farbe VIOLETT auf mich wirken und in mir wirken.

Ich empfinde für mich, was die Farbe VIOLETT für mich bedeutet.

VIOLETT drückt das Besondere aus. Es vereint die starken Gegensätze von kaltem Blau und dem warmen Rot. Das Feuer von ROT wird gedämpft und die Kälte von Blau geschwächt. Dementsprechend verbindet VIOLETT auch das Weibliche und das Männliche, das aufsteigende Rot = Yang, und das absteigende BLAU = Yin. Die Farbe VIOLETT will uns sagen, alles steht in Beziehung zueinander.

Ich atme ein – ich atme aus ….

VIOLETT stellt den Mittelwert zwischen Erde und Himmel, Leidenschaft und Intelligenz, Liebe und Weisheit dar. Sie ist die Farbe der Spiritualität.

Die Farbe VIOLETT ist die Farbe der Frauenbewegung. Sie steht für Veränderung, anders sein wollen.

Sie steht aber auch für Einfühlung und Weiblichkeit, Menschen die VIOLETT bevorzugen sind sensibel, fühlen sich anders als die Masse der Menschen.

Ich habe die Farbe vor meinen Augen und spüre nach, wie diese Farbe auf mich wirkt und was sie mit mir macht.

Ich atme und spüre und lausche der Musik.

Die Farbe VIOLETT der Amethyst, das Veilchen ...

Der Hinweis Gothes auf den sprachlichen Aspekt VI – O – LETT hat selbstverständlich auch eine phonetische Seite.
Ich versuche es nachzuvollziehen und lasse mich auf den Klang VI – O – LETT ein und ich lasse den Assoziationen freien Lauf, dann höre ich vielleicht etwas von den sanften tiefen Tönen einer Viola"
Vielleicht empfinde ich jetzt die Farbe als sanft und tiefklingend.

Ich atme und spüre ... lasse mir Zeit ...

VIOLETT = Liebe und Glaube – ergibt gefühlsbetonte Frömmigkeit.

Im liturgischen Gebrauch ist VIOLETT mit dem Begriff der Buße verknüpft, mit Sühne, Bitte und Einkehr.
Das dunkle, ernste VIOLETT drückt somit Trauer aus, aber nicht vollständige und allseitige, sondern durch Strahlen der Freude gemäßigte Trauer.
VIOLETT mahnt zur Einkehr, zur Umkehr und verspricht Hoffnung auf neues Leben.

VIOLETT wird dem Scheitelchakra, dem siebten Energiezentrum zugeordnet.
Es gibt uns Zugang zur universellen Kraft und Inspiration. VIOLETT wirkt harmonisierend und fördert die Kreativität. Durch seine verbindende Eigenschaft regt VIOLETT die Kommunikation zwischen den beiden Hirnhälften an.

Ich lege die rechte Hand auf mein Scheitelchakra und lasse den Atem mit der Farbe VIOLETT durch meinen ganzen Körper gehen.

Ich atme noch einmal ganz intensiv ein und nehme wieder das VIOLETT im Raum wahr aber auch die vielen Farbschattierungen, die durch diese Farbe im Raum entstehen ....

Gedanken zur Farbe GRÜN

Ich setze mich bequem auf den Stuhl, erde die Füße, spüre, wie fest meine Füße auf dem Boden stehen und gehe mit meiner Atmung – in meinem Rhythmus – durch meinen ganzen Körper.
Ich atme ein und atme langsam aus.

Nach GRÜNER Farb' mein Herz verlangt nach dieser schweren Zeit, der arge Winter währt so lang, der Weg war mir verschneit!"
Gott sprach: „Alles Lebendige, das sich regt, soll euch zur Nahrung dienen. Alles übergebe ich euch, wie die GRÜNEN Pflanzen!"

Vor Anbeginn der biblischen Geschichte ist das GRÜN mit der Schöpfung, der Natur auf das Engste verknüpft. Besser noch: Das GRÜNE steht für die Natur und die Natur steht für die Schöpfung.
In allen Pflanzen ist der Anfang der Farbe GRÜN, und die Knospen, die Blätter und die Früchte sind im Anfang von dieser Farbe. Im GRÜN der Natur kann die Seele zur Ruhe kommen.

„Das Land brachte junges GRÜN hervor, alle Arten von Pflanzen, die Samen tragen, alle Arten von Bäumen, die Früchte bringen, mit ihren Samen darin.
Gott sah, dass es gut war""

Ich lege meine Hände auf die Oberschenkel, gehe mit meiner Atmung durch den Körper, atme ein und atme langsam aus.
Lasse alle Hektik des heutigen Tages immer mehr von mir los und versuche nur mich und meinen Körper zu spüren.
Mit meinen Augen nehme ich noch einmal die Farbe GRÜN in mir auf und schließe die Augen dann.

Ich lasse die Farbe GRÜN auf mich und in mir wirken.
Ich empfinde für mich, was die Farbe GRÜN für mich bedeutet,
wie die Farbe GRÜN auf mich wirkt,
wie sie mich vielleicht beruhigt,
wie sie mich vielleicht bewegt,
wie sie vielleicht einen Drang
in mir freisetzt.
Ich atme ein und atme langsam aus und lausche der Musik …

GRÜN = Herz-Chakra, Sitz der Harmonie in der Mitte von allen Chakren, der Liebe, der Ausgeglichenheit.
GRÜN ist die Farbe der Balance, die Farbe zwischen gelb und blau.
GRÜN = Mischen!
Gelb und blau gemischt ergibt GRÜN.

Die zwei so verschiedenen Farben – verheiratet – bekommen ein Kind.
Verfolgt man den Weg von gelb und blau so wird die entstehende Mischung sehr bald GELBGRÜN – LINDGRÜN – BLAUGRÜN – TÜRKIS, wie auch immer die verschiedenen GRÜNtöne benannt werden.

GRÜN unterstützt das Nervensystem. Es hat eine ausgleichende Wirkung und fördert so das Herz.
GRÜN wirkt beruhigend und ausgleichend.
GRÜN ist die Farbe der Harmonie. Sie symbolisiert Hoffnung, Frieden und Erneuerung.
Sanfte und aufrichtige Menschen bevorzugen Grün.

Meine Augen erfrischen sich an einer saftig GRÜNEN Wiese und empfinden es als angenehm und beruhigend.
Ich begebe mich in meinen Gedanken auf eine saftig GRÜNE Wiese, atme die ozonreiche Luft ein und entspanne meine Augen.

Ich atme ein und atme langsam aus und lausche der Musik ….

Natur und irdisches Wachstum sind untrennbar verbunden mit der Farbe GRÜN. Genauso wie Ruhe, Erholung und Regeneration unvorstellbar sind ohne die Natur, sind sie es auch ohne GRÜN.
Von alters her ist diese Farbe das Symbol für Hoffnung und ewiges Wachstum, für das immer Wiederkehrende. Somit steht GRÜN auch für Heilung.
Darüber hinaus vermittelt GRÜN eine beständige Kraft und Geborgenheit und strahlt Zufriedenheit sowie Neutralität aus, was sich auch durch ihre Mischung aus dem warmen GELB und dem kalten BLAU erklären lässt.

GRÜN = Ruhe, Selbstbewusstsein, Naturliebe.
GRÜN ist aber auch die Farbe der Galle, die – wenn sie hochkommt – „GRÜN vor Ärger" macht.
GRÜN ist auch „GRÜNER Star" für die Erkrankung der Linsen des Auges.

GRÜN steht für Schutz und Erhaltung des Planeten Erde mit all seinen Lebewesen. „GRÜNE Punkte" und „GRÜNER Frieden".

Ich benötige das GRÜN um Ruhe zu finden. Es ist die überwältigende Vorherrschaft des GRÜN in der Flora unserer Welt.

GRÜN zieht mich an, weil es Bleiben und Frieden verspricht.

Es ist ebenso die anfängliche keimende Farbe, Hoffnung auf Werden und Wachsen.

Ich atme, fühle und lausche der Musik …

GRÜN = Smaragd – Begleiter in vielen Krankheiten, weil sein Saft dem GRÜN der Luft entstammt.

GRÜNHEIT = Keimkraft!

Die erlebte GRÜNkraft umfasst offensichtlich nicht nur die genannten Sinngehalte des GRÜNS, die das menschliche Auge erfasst, sondern will darüber hinaus in ihm eine Quelle der Schöpfung sehen, eine sich immer wieder erneuernde Kraft des Lebens.

So wird das GRÜN zur Farbe für Naturschutz, zur Farbe für die, die den Schutz der Natur als Aufgabe haben.

GRÜN wird in allen Kulturen mit Natur in Verbindung gebracht.

GRÜN im Buddhismus heißt Leben.

GRÜN im christlichen Gedankengut heißt Leben, Unsterblichkeit, Hoffnung und die Entwicklung des Heiligen Geistes im Menschen, wie auch der Triumph über den Tod und das Widererwachen des Frühlings als Auferstehung des Lebens nach dem Winter.

Liturgisch ist die Farbe GRÜN die Jahresfarbe, das heißt, die Sonntage im Jahreskreis werden in GRÜN gefeiert.

Mit Sinnbezug auf das vegetative Wachstum wird GRÜN als die Farbe des wachsenden Glaubens bezeichnet.

GRÜN werden mildernde, beruhigende und harmonisierende Fähigkeiten zugeschrieben.

GRÜN steht für den Sieg.

GRÜN ist Basis des Lebens.

Jemanden bitten, sich an seine „GRÜNE Seite" zu setzen, ist im Ursprung ein Herzenswunsch, denn es ist die Seite des Herzens damit gemeint.

Mit diesen Gedanken und meiner Atmung gehe ich durch alle Teile meines Körpers und fühle mich selbst, fühle, was GRÜN in mir bewegt, wie GRÜN mich anspricht.

Ich atme ein und atme ganz langsam aus und lausche der Musik …

Ich atme noch einmal ganz intensiv ein und ganz langsam aus, öffne meine Augen und nehme wieder das GRÜN im Raum wahr,
das GELBGRÜN
das BLAUGRÜN …..

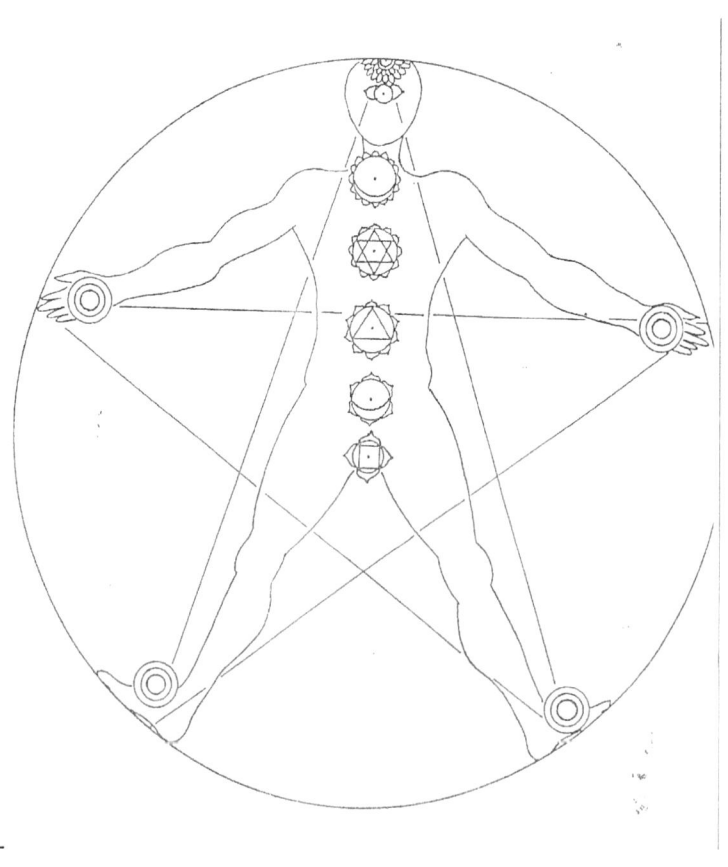

Chakra Meditation
- Mit meiner Urkraft zur Harmonie –
Ausdruck als Aquarell
Begleitende Meditationsmusik

Ich nehme die Geräusche von draußen wahr, sie stören mich nicht. Ich lasse die Außenwelt los und komme im Raum an. Meine Wirbelsäule ist gerade und ich sitze bequem auf meinem Stuhl. Ich spüre meinen Atem, der nach und nach ruhiger, entspannter und tiefer wird. Mit jedem Atemzug lasse ich Ruhe und Gelassenheit durch meinen Körper ziehen und fühle mich mit meinem Inneren verbunden.

Meine Gedanken gehen zu meinem Wurzelchakra zwischen Anus und Genitalien, in der Höhe des Steißbeins, dem Sitz meines Urvertrauens, meiner Geborgenheit.

Nun stelle ich mir vor, aus meinem Wurzelchakra wächst eine Wurzel. Sie wächst weiter und weiter, bis sie den Mittelpunkt der Erde erreicht hat. Hier ist für mich der Sitz meines Urvertrauens. Ich fühle Geborgenheit. Nun aktiviere ich mein Wurzelchakra mit der Farbe „rot" und lasse es in mir wirken. Ich lasse laut den Ton „U" ertönen und versuche zu spüren, wie sich alle Blockaden in Füßen und Beinen lösen und gebe sie an meine Wurzeln, zur

Mutter Erde ab. Zeit lassen, wiederholen, der Musik lauschen.

Meine Gedanken gehen zum Sakralchakra – unterhalb des Bauchnabels, zuständig für den Unterleib, für Genuss und Kreativität. Ich beatme das Chakra mit der Farbe „orange" und spüre nach. Zeit lassen, wiederholen, spüren.

Ich gehe zum Solarplexus, unterhalb des Brustkorbes, dem Sitz der Harmonie und durchflute das Chakra mit der Farbe „gelb". Spüre nach und wiederhole.

Beide Bauchchakren durchflute ich hörbar mit dem Buchstaben „O". Ich lasse das „O" in mir schwingen und gebe alles, was nicht zu mir gehören soll an meine Wurzeln, an die Mutter Erde, ab. Musik lauschen und spüren.

Ich wende mich meinem Herzchakra zu, in der Mitte meiner Brust. Hier ist der Sitz der allumfassenden Liebe. Ich sehe die Farbe „grün" vor mir und durchflute mein Herzchakra mit der Farbe „grün". Laut hörbar spreche ich den Buchstaben „A" und lasse den Ton in mir schwingen. Alle negativen Energien kann ich aus meinem Brustkorb an meine Wurzeln, an die Mutter Erde, fließen lassen. Ich spüre nach, atme ein und atme aus und wiederhole es einige Male.

Ich gehe zu meinem Hals, dem Hals- und Kehlkopfchakra, die Vermittlungszentrale für oben und unten, für innen und außen. Ich spüre mein Chakra, durchflute es mit meiner Atmung mit der Farbe „blau". Den Buchstaben „E" lasse ich laut hörbar aus meiner Mitte heraus ertönen und wiederhole alles. Ich löse alle negativen Energien aus Händen, Armen, Schultern, aus Hals- und Mundbereich. Ich lenke alles Störende über meine Wurzeln zum Erdmittelpunkt. Zeit lassen zum Spüren.

Meine Gedanken gehen zu meinem Stirnchakra in Höhe der Nasenwurzel, zwischen den Augenbrauen Ich durchflute mein Chakra mit der Farbe „violett" und stimuliere es mit dem Buchstaben „J" und wiederhole es einige Male. Die Atmung und die Stimulierung genieße ich einige Zeit. Alle blockierenden Energien aus dem Kopfbereich können jetzt über meine Wurzeln an den Mittelpunkt der Erde abfließen.

Meine Gedanken gehen zu meinem Kronenchakra am Scheitelpunkt des Kopfes. Es ist das Tor zum Göttlichen und ist der Farbe „weiß" zugeordnet. Ich atme tief die Farbe „weiß" in mein Chakra ein und unterstütze den Atem indem ich den Buchstaben „Ü" laut hörbar ertönen lasse. Der Reinigungsprozess läuft weiter, bis ich von allem Negativen befreit bin.

Nun fühle ich auch mein Seelenchakra, das wie eine strahlende Sonne über mir steht.

Ich spüre noch einmal ganz intensiv meine Atmung und verbinde nacheinander laut hörbar alle Buchstaben „UOAEJÜ" und lasse sie auf meine Chakren wirken. Ich wiederhole es einige Male.

Ich fühle die göttliche Kraft und das wärmende Licht in mir. Aus tiefem Herzen fühle ich Dankbarkeit.

Meditation
Tu „dir" etwas Gutes
Schenke deinem Körper und deiner Seele Aufmerksamkeit
- Ausdruck als Aquarell –
Begleitende Meditationsmusik

Ich setze mich bequem auf den Stuhl, lege die Hände leicht auf meinen Bauch und spüre, wie mit dem Einatmen meine Bauchdecke sich hebt und senkt. Geht der Atem in die Brust, weitet sich mein Brustkorb? Die Atmung spüre ich weiter und intensiver und mit dem Ausatmen senkt sich mein Brustkorb ganz ohne Zutun. Der Atem geht weiter in meinen Kopf, die Lippen, die Zunge und meine Augen entspannen sich. Ich fühle mich gestreichelt durch die intensive Atmung und komme mehr und mehr hier im Raum an, lasse mir Zeit und lausche der Musik.

Nun stelle ich mir vor, ich sitze auf einem Lichtstrahl im Weltraum und schaue von dort sicher und neugierig auf die Erde. Ich genieße diesen Moment, lasse Ruhe mit dem Einatmen in meinen Körper strömen und mit dem Ausatmen alle Unruhe herausfließen. Der Lichtstrahl, auf dem ich sitze, wärmt mich und gibt Licht in meinem Körper. Ich fühle mich wohl.

Ich stelle mir vor, festes Land entsteht. Ich kann mir das Land, mein Land in meinen Farben vorstellen. Es ist der Mittelpunkt meiner Erde. Wolken ziehen darüber und fallen als Regen auf mein Land und erquicken mich.

Atem – Ausatmen – Spüren. Ich sehe, das Wasser sammelt sich und bald bedeckt es einen großen Teil meiner Mutter Erde. Spüre es!.

Vor meinen Augen entstehen Meere und Ozeane.

Ich atme die ozonreiche Luft ein und gebe alles Verbrauchte aus meinem Körper ab. Das Waser strahlt blau in der Sonne. Meine Erde ist ein blauer Stern geworden. Ich schaue und genieße.

Auf meinem Lichtstrahl nähere ich mich meiner Erde und lande direkt neben einer kleinen Quelle. Sie sprudelt frisches klares Wasser heraus. Mag ich einen Schluck Wasser probieren? Ich nehme und schöpfe es mit meiner Hand. Ich spüre die Erquickung in meinem Körper. Ein Tropfen bleibt an meiner Hand hängen und wird lang und langer. Das Licht spiegelt sich in dem Wassertropfen.

Vielleicht sehe ich mich und mein Leben in diesem erhellten Tropfen. Ich lasse mir Zeit und lausche der Musik. Ich genieße meinen Körper.

Langsam fällt der Tropfen herunter und er rinnt mit dem Wasser hinab und bildet meinen Lebensbach. Ich lasse das Plätschern mit meiner Atmung durch meinen Körper ziehen. Ich schöpfe noch einmal mit beiden Händen Wasser und erfrische mein Gesicht. Ich fühle die Kühle und Erfrischung und schenke meinem Körper Aufmerksamkeit. Die neue Erfahrung nehme ich wahr und lasse sie auf meinen Körper wirken.

Jetzt folge ich dem Bach weiter. Er wird breit und breiter und fließt ins Meer. Ich bleibe am Ufer im Sand stehen, lausche dem Rauschen des Meeres und atme – ganz ohne mein Zutun – ein und aus.

Die Wellen schlagen und wollen ans Ufer. Mit den Wellen wird eine blaue Muschel angeschwemmt. Ich hebe sie auf und nehme sie mit. Sie gehört mir als Erinnerung. Ich schaue noch einmal übers Meer, atme die ozonreiche Luft ein, befreie mich mit dem Ausatmen, nehme die Wärme der Sonnenstrahlen in meiner Mitte auf, tue mir etwas Gutes, jetzt und jeden Tag.

Nun male ich mein Bild der Erinnerung.

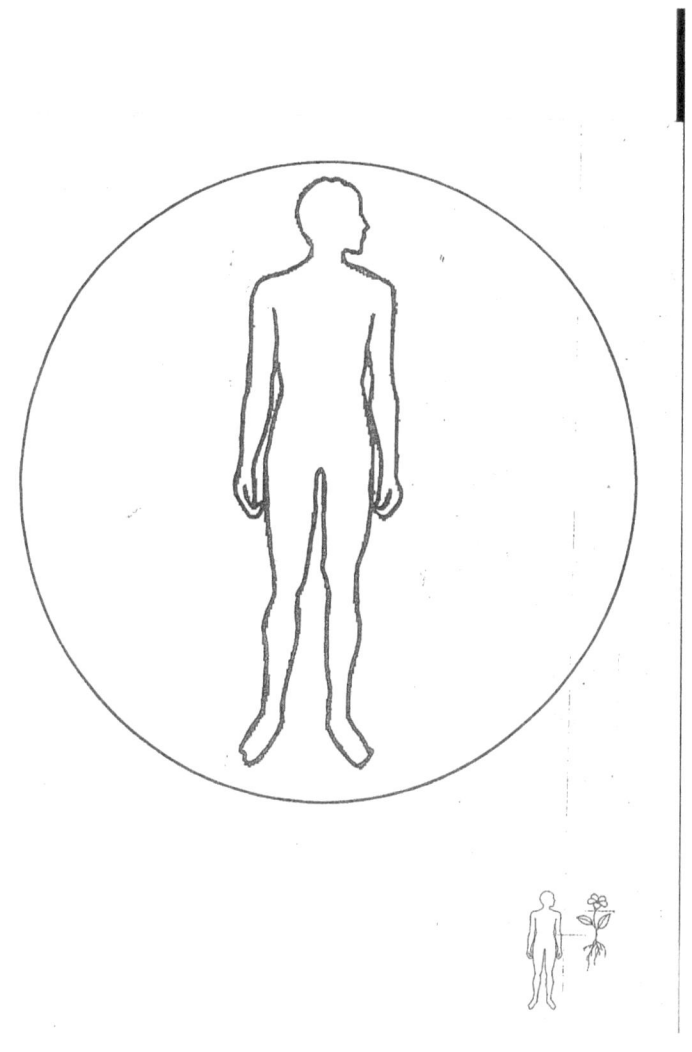

Meditation
Der Mensch eine nach innen gestülpte Pflanze;
Die Organfunktionen entsprechen einander
Meine Wurzeln – Unterleib
Die Blätter und Stamm - Körper
Die Blüte – Kopf
Ausdruck als Mandala
Begleitende Meditationsmusik

Ich stelle mich hin und verlagere meinen Stand auf das linke Bein, atme tief in die linke Seite ein, spüre und atme aus. Nun verlagere ich mein Gewicht auf das rechte Bein, atme tief in die rechte Seite ein, spüre und atme aus. Anschließend stelle ich mich auf beide Füße, atme tief durch die Mitte meines Körpers und atme aus, lasse mir Zeit zum Nachspüren.

Ich setze mich bequem auf den Stuhl, erde meine Füße, bewege meine Zehen, bewege meinen gesamten Fuß und spüre den Boden unter meinen Füßen. Der Stuhl trägt mich und der Boden unter meinen Füßen hält mich. Mein Atem fließt durch alle Teile meines Körpers. Ich atme ein und laut hörbar alles aus, was mich belastet. Den Lärm von draußen höre ich, er stört mich nicht und ich komme mehr und mehr hier im Raum an. Ich schenke meinem Körper Aufmerksamkeit und lausche der Musik.

Habe ich meine Standfestigkeit bewusst gespürt? Wo war mir mein Stand angenehmer, auf dem linken Fuß, auf dem rechten Fuß, oder benötige ich für einen festen angenehmen Stand beide Füße. Ich lasse mir Zeit zu spüren, an welcher Seite meine Verwurzelung mehr mit der Mutter Erde verbunden ist. Ich gehe von meinen Wurzeln zum Stamm, meinen Körper hinauf zu meinen Blättern, zu meinem Oberkörper. Ich atme bewusst in meinen Brustkorb ein, fühle, wie mein Oberkörper sich weitet und meine Atmung intensiver wird. Ich fühle nach, wo spüre ich mich mehr, wo können meine Blätter wachsen, besser nach rechts, besser nach links? Ich lasse meinen Atem fließen und spüre nach. Nun gehe ich weiter mit meiner Atmung und meinen Gefühlen zu meinem Kopf, zu meiner Blüte Ich lasse meinen Atem durch meinen Kopf ziehen; meine Gedanken entspannen und meine Augen ruhen sich aus.

Es gibt eine Zeit zum Schauen und eine Zeit zum Ausruhen. Wie sehe ich meine Blüte, in der Knospe, zart sich entfaltend, oder in voller Reife und Blüte?. Ich bin ganz bei mir, atme bewusst ein und aus und lausche der Musik.

Wenn mir bewusst ist, wie meine Blume wächst, gehe ich mit meiner Atmung durch meinen Körper, fühle noch einmal meine Verwurzelung, meine Standfestigkeit, meinen Stängel, die Richtung meiner Blätter und meine Blüte. Ich komme hier im Raum an und male aus meiner Erinnerung mein Mandala.

Meditation
Mein Baum erzählt
Ausdruck: Aquarell
Begleitende Meditationsmusik

Eine Geschichte zum Weiterdenken ………

Von Karl-Heinz Wagner

„Ein Baum erzählt"

Als ich noch kleiner war, merkte ich nichts. Aber als ich dann heranwuchs und mich selbst betrachtete, fiel mir der Unterschied auf. Ich war klein, knorrig, ein wenig krumm und verwachsen. Die anderen Bäume, die ich sehen konnte, waren dagegen prächtig: machtvolle Buchen mit einer riesigen Krone, hohe schlanke Tannen und Bergahorn, der im Herbst herrlich gelb leuchtete. Ich stehe, müsst ihr wissen, an einer Felswand auf einem schmalen Vorsprung und habe meine Wurzeln in das bisschen Erde und in die Felsritzen gekrallt.
Ich träumte davon, groß und schön zu werden; meine Krone sollte sich im Wind wiegen, der Regen meine Blätter streicheln und die Sonne wieder trocknen. Aber ich blieb klein. Der Wind fegte durch meine Äste, wenn er auf die Felswand zu blies und die Sonne wärmte mich nur bis zum Mittag, bevor sie hinter der Felswand verschwand,

um nun die Bäume im Tal und am gegenüberliegenden Berghang zu bescheinen.

Warum musste ich gerade hier stehen? Aus dem bisschen Erde konnte ich nicht genug Kraft schöpfen, um heranzuwachsen und all meine Schönheit, die doch in mir steckt, zu entfalten. Ich war unzufrieden mit meinem Schicksal. Warum musste ich so sein und so werden?
Eines Tages, an einem schönen Vorfrühlingsmorgen, als die Erde vom Tal bis zu mir herauf duftete, die Singdrosseln ihr Lied begannen und mich die allerersten Sonnenstrahlen küssten, durchrieselte es mich warm und wohlig. Was für eine herrliche Aussicht! So weit wie ich konnte kaum ein anderer Baum ins Tal und in die Ferne sehen. Die Felswand hinter mir beschützt mich vor der eisigen Kälte die vom Gletscher herunterweht.
Von diesem Tag an begann ich nachzudenken und langsam wurde mir klar: **Ich bin, so wie ich bin, etwas Besonderes.** Meine Besonderheit ist mein krummer Stamm, sind meine knorrigen Wurzeln, meine kurzen kräftigen Äste. **Ich passe hier auf meinen Platz und bin etwas wert. Ich muss nur die Augen aufmachen und mich richtig ansehen.** Die anderen Bäume, die Tannen am Hang gegenüber und die Buchen im Tal, haben ihre Schönheit und sind richtig an dem Platz, wo sie stehen. Aber auch ich habe meinen Platz und stehe richtig auf

meinem Felsvorsprung. **Warum hat es nur so lange gedauert, bis ich das erkannt habe?"**

-Ende der Geschichte -

Ich bin mir wichtig, ich und mein Leben!

Meine Atmung zieht durch alle Teile meines Körpers, hebt und senkt die Bauchdecke und weitet meinen Brustkorb. Ich überdenke das gerade Wahrgenommene, mein Leben, meine Wünsche, meine Träume und komme immer mehr bei mir an.
Eine innere Stimme sagt mir:
„Ich bin, so wie ich bin, etwas Besonderes!"
Ich nehme diese Stimme tief in mich auf, lege die Worte in meine Mitte, atme intensiv ein und gebe mit dem Ausatmen alle Zweifel ab, lasse mir Zeit zum Spüren.
Der Baum und seine 2. Erkenntnis. Mein Wunsch ist es, die Erkenntnis auch in mein Leben aufzunehmen:
„Ich passe hier auf meinen Platz und bin etwas wert. Ich muss nur die Augen aufmachen und mich richtig ansehen!"

Ich lasse mir Zeit, nehme diese Lebensweisheit, die meine ist, in meinem Körper auf. Alle Teile meines Körpers streichele ich mit meiner Atmung und lausche der Musik.

Ich frage mich:

„Warum hat es nur so lange gedauert bis ich das erkannt habe?"

Ganz befreit komme ich im Raum an und male mein Bild.

Meditation
„Raum der Stille in mir"
Ausdruck als Aquarell
Begleitende Meditationsmusik

Ich setze mich bequem auf meinen Stuhl, fühle mich getragen und gehalten. Meine Atmung zieht durch alle Teile meines Körpers und bringt mir Ruhe.
Einatmen – Ausatmen!

Um immer mehr bei mir anzukommen, nehme ich Creme in meine Hände und streichele mein Gesicht. Ich fühle mich wohl. Um den Raum der Stille in und für mich zu entdecken, ziehe ich mich ganz in mich zurück. Ich höre den Lärm von draußen, er stört mich nicht.
Ich gehe meiner Atmung nach, spüre und fühle in mein Leben und suche meinen Ort der Stille. Hier darf ich ich selber sein, Ich fühle mich und bin umgeben und angesprochen von unsagbar vielen Gefühlen und Empfindungen.
In der Stille bin ich nicht einsam, spüre intensiv mein Leben und komme immer mehr zu mir. Ich atme und fühle.
Wo ist mein Ort, an dem ich mich jeden Tag zurückziehen kann? Vielleicht sehe ich diesen Ort vor mir und bleibe eine Weile in ihm und lausche der Musik, spüre den ruhigen Strom meines Atems und bin ganz gelöst.

Stille zu spüren und zu erleben, ist mein größter Wunsch jeden Tag. Immer wieder will ich mir Zeit nehmen für die Stimme in mir, die mich leise bittet, ein Ohr zu entwickeln für das, was mir das Leben sonst verschweigt. Der Atem fließt. Mir wird bewusst, dass Momente völliger Ruhe keine Flucht vor der Wirklichkeit sind. Sie sind ein Weg zu dem, was mein Dasein ausmacht, was für mich wesentlich ist und mich trägt. Diese Gefühle genieße ich und lasse mir Zeit.

Stille schenkt mir neue Kraft an Leib und Seele. Ich habe das Gefühl, mir selbst zu begegnen und den richtigen Abstand zu mir und den anderen, zu den eigenen Aufgaben und den fremden Anforderungen zu finden. In der Stille werde ich gestärkt für Auseinandersetzungen. Ich fühle mich, meinen Raum der Stille in mir.

Ich verbleibe so eine Weile bei mir, genieße die Stille in mir und in diesem Raum. Ich nehme mir vor, diese Momente jeden Tag zur Selbstverständlichkeit werden zu lassen. So lange bleibe ich bei mir, bis dieser Gedanke zu mir gehört. Erst dann nehme ich den Pinsel und male mein Inneres in Farben.

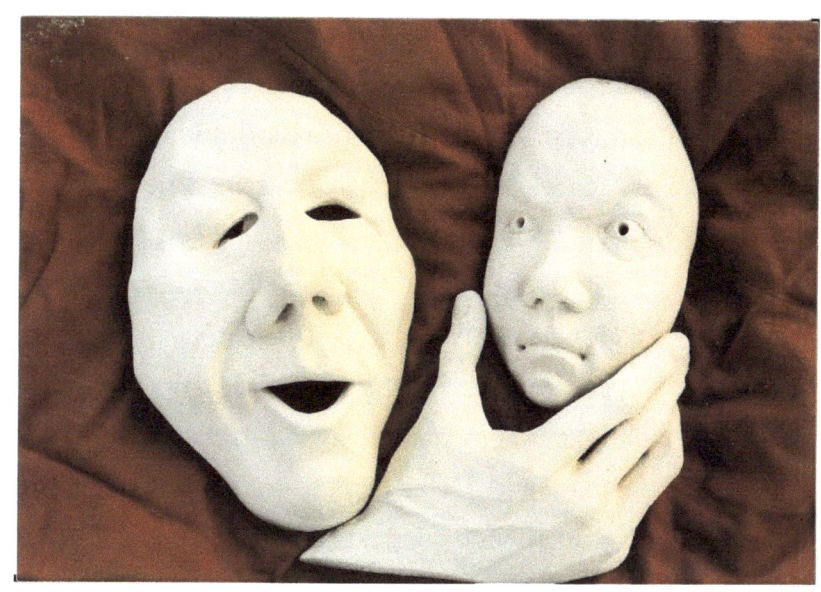

Meditation
Mein Leben mit der Maske
Ausdruck: Male deine Empfindungen
oder töpfere deine Maske
Begleitende Meditationsmusik

Ich setze mich bewusst auf den Stuhl, erde meine Füße, spüre nach, wie mein Gesäß vom Stuhl getragen wird und die Stuhllehne mich hält. Ich falle nicht um. Ich lasse meinen Atem kommen und gehen, lasse mir Zeit hier im Raum anzukommen und lausche der Musik.

Nun nehme ich meine Hände, lege sie auf mein Gesicht und fühle die Stirn, die Augen, wie sie in den Augenhöhlen liegen, meine Nase, meine Wangen, meine Lippen und mein Kinn. Alles fühlt sich weich, warm und anziehend an. Ich stelle mir vor, ich sitze vor einem Spiegel und schaue mich an. Meine Augen können traurig mit Tränen gefüllt, ernst, nachdenklich oder auch fröhlich schauen. Meine Wangen gerötet bei Freude, weiß und durchgefroren bei schlechten Erlebnissen und Botschaften. Mein Mund sprechend, singend, lachend oder auch wütend und tobend. Meine Lippen, wie sie sich öffnen um Liebe oder auch Abneigung zu zeigen.

Mein Gesicht ist Ausdruck meines Befindens, meiner Seele. Meine Gedanken gehen in meine Mitte, meine Hände streicheln mich. Ich bin ganz bei mir, bei meinen Gefühlen, atme bewusst durch meinen Körper und lausche der Musik.

Ist mir bewusst geworden, wann und wo setze ich meine Maske auf; soll mein wahres Gesicht, meine Seele nicht wahrgenommen werden? Was will ich verbergen, wenn ich meine Maske aufsetze? Will ich mich schützen? Was kann ich nicht ertragen? Ich lasse meinen Gefühlen freien Lauf, mache mir bewusst, atme mir Selbstbewusstsein ein und alle Selbstzweifel aus.

Die Maske ist hart, undurchlässig und macht mich fremd. Die Maske bin nicht ich. Ich fühle mich nicht, kann mein wahres Gesicht nicht zeigen; meine Gefühle nicht ausleben.

Wie nehme ich mich wahr, wenn ich die Maske abnehme, mich wieder sehe und fühle, mich zeige? Benötige ich wirklich die Maske zum Schutz bei manchen Menschen oder in Situationen? Warum stehe ich nicht zu mir? Ich atme ganz weich, fühle mich und komme meinen Bedürfnissen näher.

Ich möchte lernen, zu mir zu stehen. Mache mir immer wieder die Gelegenheiten bewusst, in denen ich zur Maske greife. Ich muss mich nicht verstecken. Diesen Vorsatz atme ich tief durch meinen Körper, damit er mir nicht verloren geht und bin wieder im Raum.
Nun beginne ich meine Maske zu gestalten.

Meditation
„Der Baum meines Selbstvertrauens"
Ausdruck: Mein Lebensbild als Erinnerung
Begleitende Meditationsmusik

Ich stelle mir vor, dass ich an einem warmen Abend einen Spaziergang mache. Es ist früher Abend und die sanfte Dämmerung hat gerade begonnen.
Ich sitze bequem auf dem Stuhl, atme mir Ruhe und Gelassenheit ein und mit dem Ausatmen gebe ich alle Unruhe ab.

Im weichen Licht schreite ich einen Weg entlang, der durch blühende Wiesen führt. Ich nehme den Duft des frischen Grases wahr. Vor meinem inneren Auge sehe ich ganz deutlich die vielen verschiedenen Blumen und blühenden Grashalme. Ich genieße und schaue.
Während ich den Weg weiter entlangschlendere, entdecke ich in der Ferne ein Tor, mitten auf dem Weg stehend. Ein Tor zu einem Garten und ich spüre, dass der Garten dahinter mir gehört. Es ist der Garten meiner Phantasie, der Garten meines Inneren. Ich betrete meinen Garten. Ich schaue mich um und entdecke Bäume. Ich nehme die frische, ozonreiche Luft in mich auf und gebe alles Verbrauchte mit dem Ausatmen ab.

Auf einen dieser Bäume gehe ich zu. Ich umarme diesen Baum und ich spüre, es ist mein persönlicher Baum, der Baum meines Selbstvertrauens. Wie empfinde ich meinen Baum? Vielleicht ist er noch dünn und biegsam! Meine Augen gehen den Stamm hinauf und ich lasse ihn in meiner Phantasie immer kräftiger werden! Meiner Phantasie ist alles möglich. Ich kann richtig sehen, wie der Stamm wächst, in die Breite und in die Höhe. Nun wandere ich mit meinen Augen den Stamm meines Baumes hinauf, bis ich seine Äste und die Baumkrone sehe. Meine Phantasie kann die Äste wachsen lassen. Wo bisher nur einige zarte Zweige waren, wachsen jetzt viele Äste, erst ganz zart und immer kräftiger werdend, bis mein Baum so kräftig ist, wie er mir gefällt. Ich erfreue mich an meinem starken Baum, und meine Augen entspannen sich an dem saftigen Grün der Blätter. Ich schaue weiter und entdecke Blüten und Früchte, die meine unbegrenzte Phantasie erschaffen hat.

Ich schaue, genieße und je länger ich meinen Baum anschaue, umso mehr von seiner Stärke, seiner Kraft, geht in mich über. Ich nehme mir Zeit und öffne mich der Schwingung meines Baumes und lausche der Musik.

Langsam beginne ich, mich aus der Meditation zurückzuziehen. Das Gefühl der Stärke und des Selbstvertrauens bewahre ich in meiner Seele für jede Gelegenheit, in der ich es benötige. Diese Gefühle lassen mich wachsen,

stärker werden und Vertrauen in meine Fähigkeiten entwickeln.
Ich weiß, mein Körper und ich sind eins.

Aus dieser Erfahrung heraus male ich nun den Baum meines Selbstvertrauens.

Meditation
Mich finden
Neu anfangen - mich wohlfühlen
Ausdruck: Ton
Begleitende Meditationsmusik

Ich setze mich bequem auf den Stuhl, erde meine Füße und lege meine Hände auf meine Stirn, dorthin wo meine Stirn eine Erhöhung hat. Ich gehe mit meinem Atem durch alle Teile meines Körpers und lasse mir Zeit zum Einatmen und Ausatmen. Vielleicht spüre ich ein Pulsieren in meinen Händen? Ich lasse mir Zeit.

Langsam löse ich meine Hände, stelle die Füße nebeneinander, gebe die Hände mit den Fingerspitzen zusammen und spüre mit dem Atem nach. Ich stelle mir jetzt vor, mit dem Einatmen nehme ich Ruhe und Entspannung in mich auf und beim Ausatmen lasse ich alle Verspannungen los.

Ich lasse mir Zeit, um meine Atmung mehr und mehr wahrzunehmen und meinen Körper zu spüren. Ich bleibe ganz bei mir, löse meine Hände und lege sie bequem ab, fühle wie ich vom Stuhl getragen werde, komme ganz bewusst hier im Raum an und lausche der Musik.

Ich stelle mir jetzt vor, dass ich in kleinen Schritten durch die Gassen einer Stadt schlendere. Ich gehe langsam und komme in das alte Zentrum der Stadt; die Gassen werden immer verwinkelter. Schließlich gelange ich auf einen offenen Platz und auf der anderen Seite erblicke ich eine Kirche. Ich schaue, ob ihr Portal geöffnet oder geschlossen ist, ob die Fassade neu oder beschädigt ist. In meine Gedanken vertieft bleibe ich lange am Rande des offenen Platzes stehen und spüre den kalten Atem beim Einatmen und den warmen Atem beim Ausatmen an meinen Nasenflügeln. Während ich ganz bei mir bin, sehe ich voller Staunen, wie sich vor meinen Augen in diesem Moment an der Kirche etwas verändert. Die abgeblätterten Stellen der Fassade erneuern sich, die Schäden im Mauerwerk wachsen langsam zu, sogar Schmuck und Verzierungen entstehen. Ich nehme wahr, staune und gebe diese Gefühle an meinen Körper weiter. Ich denke dabei an mich, an mein Leben, meine selbstheilenden Kräfte, die in und mit mir alles bewirken können und lausche der Musik.

Was sich dort vor meinen Augen vollzieht, nehme ich voller Staunen und Dankbarkeit wahr. Die Eingangspforte der Kirche öffnet sich jetzt weit und lädt mich ein, einzutreten. Ich spüre die Kraft im Inneren der Kirche, die meinen Körper durchdringt. Das Licht, das durch die bunten Fenster hineinströmt wird immer heller. Ich nehme das Licht in mich auf, lasse es durch meinen Körper strahlen und fühle mich wohl. Mir wird bewusst, in letzter Zeit

konnte ich keine Gefühle zulassen; ich war kalt und starr. Jetzt spüre ich, meine Atmung bewegt, weitet meinen Körper. Ich atme und fühle. Diese Erfahrung lege ich tief in mir ab, damit sie mir nicht verloren geht.
Ganz langsam löse ich mich aus dieser Stimmung im Inneren der Kirche und trete durch die Pforte hinaus. Die Sonnenstrahlen berühren mich. Ich fühle mich gestreichelt und empfinde einen Hauch von Freude in mir. Ich möchte mich wiederfinden, neu anfangen und mich mit meinem Körper wohlfühlen.

Behutsam nehme ich den Ton in meine Hände und versuche, den Ton, wie mein Leben, zu gestalten Ich möchte etwas formen, was meinen Gefühlen und Wünschen für mein Leben entspricht. Das Gestaltete soll mich begleiten auf meinem Weg – Mich zu finden -.

Meditation
Mit Farben vom dunklen Punkt in meinem Leben lösen –
Blatt mit einem dunklen Punkt, - die Größe des Punktes bestimme ich – vor mich legen
Begleitende Meditationsmusik

Ich setze mich bequem hin, erde meine Füße, spüre den Halt, den mir die Mutter Erde gibt und lasse mir Zeit zu spüren und zu atmen. Mit dem Atem wird mir bewusst, dass ich aus dem Universum gute Energien in mich aufnehme. Wenn ich mit meiner Atmung in den Bauch gehe, spüre ich, wie die Bauchdecke sich hebt und senkt. Meine Atmung fließt weiter in meinen Brustkorb, er hebt und senkt sich. Durch den intensiven Atem befreie ich meinen Hals und gehe mit dem Atem weiter in den Kopf. Meine Augen entspannen sich und meine Gedanken sind mehr bei mir. Alle Hektik atme ich aus, atme mir Ruhe ein und spüre: „Ich bin mir im Moment ganz wichtig!". Ich lasse mir Zeit zum Atmen und Spüren und lausche der Musik.

Was ist für mich Leben? Ist es wirklich oft dunkel in mir? Wie könnte ich mein Leben ausrichten? Was ist mir jetzt ganz wichtig? Habe ich geheime Wünsche und Träume? Ich gebe mir Zeit und schaue auf mein Leben, mein Umfeld, atme ein und atme aus.

Mit wem kann ich über den dunklen Punkt in meinem Leben reden? Wer hört mir zu und versucht nicht, mir sofort seine Vorschläge zu unterbreiten. Wie finde ich meinen Weg?
Ich versuche ganz in Ruhe in meinem Rhythmus zu atmen und mit der Atmung meinen Körper zu streicheln.
Ich ziehe jetzt meine Knie an und lege beide Hände darum, halte sie fest, atme ein, gehe mit den Knien nach vorne, atme aus und ziehe die Knie wieder an. Ich mache dies einige Male und befreie meinen Rücken von Ver-

spannungen, von Sorgen. Ich gebe mich ab und lasse mich ein. Ich lege meine Beine wieder ab und spüre nach. Mein Körper fühlt sich weich und warm an.

Ich spüre jetzt vielleicht, dass ich gar nicht alleine bin! Ich kann reden mit Menschen, die mir zuhören. Es gibt Menschen, die versuchen mich zu begleiten. Kann ich mit solchen Gedanken und Gefühlen den dunklen Punkt in meinem Leben noch so dunkel sehen? Vielleicht wird mir bewusst, dass Schmerz, Trauer und Wut Erfahrungen sind, die mir einen neuen Weg zeigen können, mich von dem dunklen Punkt zu lösen.
Ich versuche gleich mit Farben meinen Weg vom dunklen Punkt in meinem Leben zu verwirklichen. Vorher atme ich noch einmal ganz tief ein und ganz langsam aus, bewege die Finger an der Handinnenfläche, mache eine sanfte Faust, spüre mich und bin bereit zu malen.

Literatur:

Lebens-Träume
   Von Ulrich Peters

Zeitschrift Frau und Mutter
   3/98 von Brüder
   Bondarenko

Farbtherapie
   Christa Muths

Vorbeugen und Heilen mit Farbtherapie
   Bengt Jacoby /
   Ingrid Fröhling